LES CLÉS DE VOTRE BIEN-ÊTRE
par la Naturopathie

ISBN : 978-2-7163-1346-9

Sylvie BERTIN

Les clés de votre Bien-Être par la **Naturopathie**

EDITIONS DU DAUPHIN
43/45 Rue de la Tombe-Issoire
75014 PARIS

Votre thérapeute à la maison

La Naturopathie est une médecine éternelle, un art de vivre : la communion avec la nature. Elle apporte des réponses simples, sans artifices. Elle explique le processus qui aboutit à la maladie, nous donne les clés d'une guérison non pas superficielle, mais profonde, car elle s'attaque à la cause du problème. Elle fait appel à votre bon sens et à votre responsabilité. Car c'est de votre santé, de votre bien-être qu'il s'agit !

Je ne vous propose pas un plan d'austérité, un ensemble de contraintes, mais simplement une prise de conscience, un réveil à votre nature.

Une expérience, une connaissance millénaires sont les sources de cet ouvrage. La nature en a été la plume et j'y ai rajouté l'encre de mon vécu.

La santé est notre bien le plus précieux. Nous nous en apercevons souvent lorsqu'il vient à nous manquer.

Pourquoi devenons-nous malades, pourquoi ne nous sentons-nous pas bien ? Nous sommes-nous déjà posé ces questions ?

Ce livre vous apporte des réponses simples, logiques, tout en vous faisant participer à la découverte de votre corps. Nous sommes tous issus de la nature et c'est vers elle que nous devons nous tourner. Voilà le principe de base de l'une des plus anciennes thérapies, la Naturopathie.

En vous dévoilant les abus, les idées fausses ; en vous apportant les clés essentielles, elle vous implique entièrement.

Au fil des pages, c'est vous qui devenez l'auteur, vous écrivez votre route vers le bien-être.

Je dédie ce livre à tous ceux que j'aime,
et à mon enfant qui n'est pas encore là.

Mes remerciements à Yan
qui m'a apporté la lanterne pour la lumière de cet ouvrage
ainsi qu'à mon professeur, Alain. Rousseaux,
qui en a été le fil conducteur.
Merci à Charlette, Coralie, Bernard, Michel, pour m'avoir
guidé sur la route de la spiritualité.

L'éducation, l'habitude nous ont rendus dépendants d'un système de santé basé avant tout sur une rentabilité économique. Mon propos est de vous libérer des idées reçues, de vous réveiller à votre nature, à ce pouvoir que chacun détient mais que, par un comportement erroné, il dilapide.

TABLES DES MATIERES

PRÉFACE

Quand Sylvie Bertin m'a demandé de faire la préface de son livre, je fus un peu sceptique dans la mesure où mes compétences en la matière étaient insuffisantes.

Mais au fur et à mesure de la lecture de ce livre je fus impressionné, aussi bien par la clarté de son discours que par la similitude de vue entre nos techniques complémentaires que sont la phytothérapie et l'homéopathie.

N'oublions pas que le fondateur de l'Homéopathie : Samuel Hahnemann lui-même agrémentait son discours avec des notions de nutrition et de naturopathie.

La naturopathie s'intéresse à la globalité de l'individu, de son comportement alimentaire mais aussi aux erreurs à éviter.

Les homéopathes se sont intéressés aux aversions et aux désirs alimentaires, de même qu'à la chronobiologie, moment favorable des aggravations et des améliorations.

La pharmacologie actuelle s'intéresse seulement maintenant à cette discipline en favorisant l'heure de la prise d'un médicament en fonction de sa meilleure disponibilité pour essayer de diminuer les effets toxiques en augmentant son efficacité, ce que fait la naturopathie également.

Je rends hommage à Sylvie Bertin de m'avoir en quelques pages fait découvrir une technique mal connue par moi-même mais qui est parfaitement complémentaire à une meilleure efficacité de nos médicaments aussi bien allopathiques qu'homéopathiques.

Ce fut pour moi une confirmation, il ne faut pas hésiter à chercher des solutions complémentaires à nos remèdes.

Chaque technique a ses points forts et ses points faibles, seul l'intérêt de l'être humain doit prévaloir.

L'efficacité de nos médicaments est améliorée par un régime approprié, un drainage de nos émonctoires aussi bien hépatique que rénal ou pulmonaire ou cutané.

Notre façon de comprendre un dysfonctionnement émonctoriel ou le blocage de nos récepteurs par une pollution quelconque nous fait comprendre l'enchevêtrement de nos activités bio-physio-neuro-immuno-psychosensorielles pour déterminer une globalité générale et individuelle.

Merci Sylvie Bertin pour nous démontrer que pour guérir, il ne faut pas hésiter à utiliser toutes les techniques complémentaires dans le seul but de prévenir et si possible de guérir, sans nuire. Elle a mis un accent particulier sur l'écologie et les dangers de la pollution de l'air, de l'eau, des sols, sans oublier une sensibilité particulière qui nous permet d'entrer dans un domaine à la fois abstrait pour certains, mais tellement enrichissant qu'est la spiritualité.

Merci encore à l'expérience et la compétence de Sylvie Bertin dans un domaine qu'est la naturopathie, sans oublier son sens humain, et cette joie de vivre que l'on retrouve dans ses écrits.

Albert-Claude Quemoun
Président de l'Institut Homéopathique Scientifique
Chargé de cours en homéopathie
à la Faculté de médecine de Paris XIII
Professeur émérite à la faculté de Pharmacie de Paris V

Tonique est le mot qui me vient à l'esprit à la lecture de ces pages. Ce livre ne ressemble pas aux autres car, le rythme, l'accessibilité de l'information, la part du vécu, l'enthousiasme, les maximes et aphorismes dont Sylvie a le secret transmettent au lecteur un certain tonus vital.

La naturopathie se positionne comme la médecine préventive par excellence aux côtés des autres formes thérapeutiques – homéopathie et allopathie – et c'est à ce titre qu'elle doit être vécue au quotidien. L'hygiène vitale qui la caractérise, enseigne à chacun l'importance des lois biologiques qui sont en adéquation avec notre physiologie.

En termes simples et imagés, l'auteur nous fait voyager dans notre organisme pour y percevoir les subtils mécanismes gérés par une centrale de commande particulièrement efficace : le système neuro-glandulaire. Celui-ci nous modèle physiquement, nous impose des caractéristiques biologiques, détermine notre comportement psychologique, il est en réalité le cœur de notre personnalité.

Cette vision unitaire de notre corps se révèle essentielle pour comprendre les lois générales qui nous gouvernent. Les rendre accessibles à tous, même à ceux qui n'ont aucune connaissance médicale, demeure le souci principal du naturopathe qui doit trouver les mots justes reflétant la réalité scientifique.

Ce travail nous est toutefois facilité, car le propos n'est pas de décrire la maladie dans sa réalité physio-pathologique et ses conséquences bio-chimiques, mais d'appréhender les phénomènes vitaux. Comme ils sont la conséquence d'une volonté biologique, le discours repose sur la logique et le bon sens qui sont, dit-on, partagés par tous.

Connaître sa nature profonde permet de définir notre comportement et de choisir des règles d'hygiène de vie qui, non seulement respectent notre physiologie mais la renforcent et l'entretiennent pour nous assurer une excellente santé et une longévité de qualité.

La naturopathie n'est pas une médecine de combat contre la maladie, mais une médecine pacifique dont l'objectif est de faire la paix avec notre corps.

Respecter les impératifs biologiques représente notre credo et les moyens mis en œuvre englobent la manière de se nourrir, le contrôle des éliminations, la facilité des échanges, la recharge des énergies, la stimulation des forces d'auto-guérison, la gestion du mental.

Chacune de ces notions peut faire l'objet d'une étude spécifique, mais nos bibliothèques en sont déjà riches alors que la vision globale qui consiste à intégrer chaque notion dans un ensemble cohérent est rare.

Je félicite Sylvie Bertin pour avoir su exprimer l'esprit de l'hygiène vitale, et constate, avec satisfaction, que quelques 15 années après sa formation, elle n'a rien perdu de son enthousiasme pour exprimer les idées-forces de la naturopathie.

Le lecteur ne peut manquer l'intérêt d'une telle approche. Il ne peut rester passif car, dans chaque chapitre, l'auteur communique sa joie de vivre et les clés pour y accéder. C'est donc à chacun de prendre en main sa santé.

Seule la santé s'oppose véritablement à la maladie. Les forces de vie sont partout, en nous et dans notre environnement, il est de notre devoir de les utiliser et de les protéger. C'est cette ligne directrice qui guide mes enseignements depuis 37 ans.

Alain ROUSSEAUX

Praticien de Santé - Naturopathe

Je recommanderai la lecture de cet ouvrage car il est un retour aux sources, à cette nature qui nous compose. Sans elle, on ne peut rien.

La compréhension de notre nature, de notre corps permet d'éviter les erreurs et trouver une hygiène de vie, terreau essentiel de la santé.

J'ajouterai que la collaboration entre les médecines est nécessaire pour élargir l'éventail des soins offerts, tout en responsabilisant les patients et en leur offrant un moyen de se prendre en charge. L'humilité oblige de reconnaître qu'aucune des méthodes actuelles n'offre une panacé, mais leur collaboration ne peut qu'enrichir soignants et patients, sans jamais faire fi des acquis de la médecine et de la chirurgie traditionnelles.

Dr Paul Van Saanen
Médecin généraliste, homéopathe, acupuncteur

NOTE DE L'AUTEUR

La première fois que je suis allée consulter un naturopathe, son diagnostic fut si probant que j'eus l'envie irrésistible d'apprendre. Durant 5 années, j'ai étudié diverses disciplines, les médecines parallèles, la physiologie… et cela a été comme une révélation. J'ai eu de la facilité parce que j'avais l'impression qu'on parlait ma langue ; j'étais dans mon élément. J'approfondissais mes recherches sur les médecines parallèles ou complémentaires, dites douces ; je rencontrais souvent des personnes plus âgées qui me communiquaient leur expérience de la diététique, des vertus des plantes, de l'hygiène de vie naturelle.

J'ai appris la naturopathie spontanément, comme on apprend à respirer ou à parler. D'un seul coup et sans se poser de questions. Elle a jailli tel un éclat de rire, délicieux, immense. Cela m'a emporté dans un déferlement de vie, de bien-être, de compréhension, de partage avec ceux qui aiment la nature et la respectent. Je me suis même demandé pourquoi je n'avais pas été élevée là-dedans, pourquoi je ne m'y étais pas consacrée plus tôt ?

Pourtant, ma prime jeunesse ne semblait pas du tout m'y destiner. J'étais attirée par la scène, par l'esthétique qui m'a valu un CAP. Je me suis alors lancée dans le métier de mannequin, j'ai goûté aux planches et je me suis même retrouvée un 31 décembre au Théâtre de l'Empire à Paris.

Les images sont encore gravées dans mon esprit. Il est minuit, Sacha Distel prend son micro : « Miss France 1988 : **MISS BRESSE-BUGET !»**

C'est drôle, qu'en une fraction de seconde, tout bascule ! De la petite inconnue, je deviens la star qu'on adule.

Mon corps est là, mais mon âme est ailleurs...

Je me retrouve sur la plus haute marche. Mais la marche de quoi, de quel podium ?

Ce vide que je ressens fait que je n'arrive pas très bien à me situer. Ces picotements d'insatisfaction, ce manque de plénitude viennent de mon âme qui doit être faite pour autre chose.

A l'aube de mes 41 ans, je me rends compte que la hauteur d'une marche est toute relative. Elle dépend surtout de l'importance qu'on veut bien lui donner.

Si le podium de ma vie devait avoir trois marches, je placerais le titre de Miss France sur la première. Ce n'est pas la plus importante. Certes, elle m'a élevée, mais elle est restée un instant fugitif, une étoile filante dont j'ai suivi quelque temps la lumière.

Au-dessus, je placerais la Naturopathie parce qu'elle m'a réellement passionnée, m'a fait découvrir ma propre nature, m'a ouvert aux autres.

En aidant autrui, on entrevoit une marche bien plus haute. Il n'est pas facile de s'y élever mais nous pouvons l'approcher lorsque nous aimons, que nous voulons rendre heureux, alléger les souffrances d'autrui... Peu importe le nom que l'on donne à cette marche ; la Lumière, Dieu, l'Energie, l'Universel... Tout part d'elle et tout y aboutit. C'est le Un dans le tout et le tout dans le Un.

LA MALADIE, ENNEMIE DU BIEN-ÊTRE

La santé est l'un des atouts majeurs du bien-être. C'est la raison pour laquelle ce livre lui fait autant appel. Il dénonce en même temps certaines erreurs courantes. L'une d'elles est d'associer trop souvent la maladie à des causes isolées (microbes, hérédité, état de stress...) et de vouloir la traiter par des actions isolées, anti-symptomatiques. C'est méconnaître notre nature profonde. L'organisme est un assemblage complexe ou chaque élément a son importance particulière et sa dépendance vis-à-vis de tous les autres éléments. Comme je le répéterai plusieurs fois, Un est dans tout, tout est dans un.

En faisant de la santé, on doit autant respecter l'individu comme être unique ayant sa constitution et son psychisme propres, et comme ensemble de gênes, de cellules, de systèmes interdépendants.

Certes, le généticien vous dira que sa science a une importance capitale et il aura raison, tout comme le spécialiste qui insistera sur le système immunitaire, le psychiatre, le diététicien... Etant bien évident qu'il est impossible de traiter de tous ces domaines dans un seul ouvrage, je me suis bornée à en évoquer certains et à m'attarder davantage sur d'autres. Mon choix a été dicté par un souci majeur, celui de s'adresser à tous et de responsabiliser chacun.

J'ai souligné en particulier l'aspect du comportement et de la prévention qui sont déterminants. Dans cet esprit, je n'ai pu éviter de m'attaquer à des idées reçues, des habitudes, des erreurs fondamentales qui polluent autant le corps que l'esprit. Or, trop souvent, par manque d'information ou par passivité, nous participons nous-mêmes à cette pollution, nous l'entretenons. C'est cela qu'il est grand temps de changer !

Mais ne pensez pas que je suis là pour vous agiter des tabous, vous priver de votre joie de vivre. Moi la première j'aime les plaisirs de la vie et c'est pour en profiter pleinement que nous devons corriger nos erreurs. Mon rôle est de vous informer, vous aider à prendre une décision qui n'appartient qu'à vous et qui doit aboutir à une meilleure qualité de vie.

Cela dit, ne vous attendez pas à pouvoir résoudre tous vos problèmes par vous-mêmes. Vous pourrez effectivement le faire dans certains cas, mais en sachant que chaque thérapie doit être personnalisée, adaptée à votre vitalité, votre tempérament, vos organes faibles, vos surcharges, mais également à votre environnement, votre contexte social, professionnel, familial et, qu'elle doit reposer sur une analyse et des connaissances approfondies. Même les médecines alternatives ou complémentaires, dites douces, peuvent représenter des dangers si elles sont mal utilisées !

Un ouvrage ne remplacera jamais plusieurs années d'études et de pratiques. Par ailleurs, n'oubliez pas que vous habitez votre corps comme une maison. Vous ne pouvez véritablement le cerner que si vous en sortez et cette vision globale, doublée d'une solide expérience, ne pourront vous être prodiguée que par un thérapeute expérimenté, tel qu'un bon naturopathe.

Les naturopathes sont des thérapeutes au vrai sens du terme, ceux qui "prennent soin" des autres.

Sachez bien les reconnaître. Un bon thérapeute ne vous promettra jamais de miracles et saura vous orienter vers d'autres médecines, comme l'Allopathie, lorsque votre corps sera usé, trop fatigué ; qu'il n'aura plus assez de force vitale.

La Naturopathie est avant tout une hygiène de vie. En l'ayant transgressée depuis trop longtemps, on devra faire preuve de patience et se responsabiliser. Cela vaut autant pour votre corps que pour votre esprit et je vais vous y aider !

Chapitre 1

MALADIE ET COMPORTEMENT

À LA NAISSANCE, nous recevons tous un certain capital-santé dont l'équilibre fragile repose sur une hygiène de vie. Rompre cet équilibre aboutit à la maladie. C'est la raison pour laquelle, en naturopathie, nous faisons de la prévention en adaptant avant tout une hygiène de vie, qui va respecter nos règles biologiques, nous redonner une alimentation saine et des activités naturelles (voir Annexe I).

Les lois biologiques de la nature reposent sur des principes immuables sans lesquels la vie ne peut s'exprimer. L'énergie est la clef de toute activité, qu'il s'agisse d'une machine ou d'un organisme vivant. Notre énergie nous vient de la nature et c'est elle qui nous conditionne. La Terre, l'air, l'eau, la lumière (surtout solaire), le magnétisme, les êtres vivants, mais aussi les sons, les odeurs, les saveurs, les couleurs, le climat, l'environnement, bref, tout ce que nous percevons agit sur notre physique, notre mental, fait de nous des êtres à la fois uniques et des hommes indissociablement liés à ce qui nous compose, la nature.

> Parce qu'aujourd'hui doit être bien vécu pour que demain soit encore meilleur, respectez votre corps et votre esprit : donnez-leur une hygiène de vie !

LE VRAI SENS DE LA MALADIE

En naturopathie, nous partons du principe qu'il n'y a qu'*une seule et même maladie qui est générale : l'encrassement de notre organisme*. Mais elle se manifeste d'une manière locale, par des symptômes, ceux que la médecine traditionnelle nomme précisément "les maladies".

Comment l'organisme s'encrasse-t-il, pourquoi cet état aboutit-il à un mal-être ? Ces deux questions nous renvoient à *la notion de terrain, de milieu humoral*. Les humeurs sont les liquides organiques (sang, lymphe, sérum) qui irriguent nos cellules et éliminent leurs déchets. Nous nous trouvons ici au cœur même de la vie, dans son élaboration, son développement. Les cellules sont de véritables "êtres" miniatures qui possèdent des organes à l'image de nos poumons, foie, système digestif... par lesquels ils respirent, se nourrissent, éliminent. De leur santé dépend donc notre santé ! Partant de là, il est aisé de comprendre l'importance capitale de leur environnement, de ces humeurs qui, à 70 %, nous constituent et conditionnent notre vie.

La cellule est la brique fondamentale des être vivants.
La vie s'élabore et se développe dans la cellule.
Les humeurs (sang, lymphe, sérum) constituent notre terrain.
La qualité des humeurs conditionne la vie de nos cellules.
La qualité de vie de nos cellules conditionne notre santé.

Lorsque les déchets envahissent le terrain, ils se propagent dans tout votre organisme par les innombrables voies de communication que sont vos veines, artères, système lymphatique et la maladie se développe sur les organes les plus faibles. A cet instant, elle ne paraît plus être générale, mais locale, faisant souffrir tel organe ou tel autre. Vous vous trouvez en présence des symptômes.

La maladie est générale, mais s'exprime
d'une manière locale, par des symptômes.

LES DÉCHETS, CAUSE PRINCIPALE DES MALADIES

Les déchets sont l'engrais de base de nos maux. Ils s'enracinent dans notre terrain, perturbent le fonctionnement normal de nos organes et favorisent la venue des microbes. Quels sont-ils ?

- L'abus de nourriture, les mélanges alimentaires, les produits toxiques (additifs, pesticides, colorants, conservateurs...) contenus dans nos aliments.

- Certains médicaments, molécules de synthèse que nous n'arrivons pas à assimiler.

- Les pollutions diverses qui ont envahi notre environnement (air, eau, sol).
- Le stress, à vouloir faire trop de choses, à vouloir aller trop vite on surmène son organisme. Il faut prendre le temps de se resourcer à la nature.

Il arrive un moment où notre organisme ne parvient plus à éliminer tous ces poisons. Le déséquilibre s'installe et la maladie survient.

Seule 1r maladie → encrassement organisme
↓ terrain, milieu hormonal

Humeurs = liquides organiques (sang, lymphe, sérum)
→ irriguent nos cellules
- éliminent les déchets
→ 70% de nous
⚠ santé

Déchets se propagent par les veines, artères système lymphatique et la maladie se développe sur organe les + faible.

L'ABUS DES MÉDICAMENTS

On n'enferme pas la santé dans un tube de comprimé !

Pensez-vous qu'il soit vraiment nécessaire d'avaler une pastille à chaque fois que le nez se met à couler ou au premier mal de tête ? Doit-on se stimuler artificiellement pour pallier des fatigues naturelles ? Etes-vous énervé ou stressé ? Qu'à cela ne tienne : prenez donc un tranquillisant ! Il est si facile de faire des écarts en se disant qu'il y a toujours un comprimé qui résoudra vos problèmes passagers ! La tentation est grande, je l'avoue, mais là je dis non ! Ce n'est pas d'un bien-être passager mais durable dont vous avez besoin.

Dites-vous bien que l'abus des médicaments provoque des maladies.

En 25 ans, celles-ci sont passées de 10 à 33 % (rapport OMS).

La guérison ne vient pas d'une pastille, mais de nous-mêmes. C'est en nous que s'opère la magie quotidienne, que notre organisme, dans sa merveilleuse complexité, gère la vie. Imaginez quels pouvoirs détient la nature ! Une fracture intervient et les os se ressoudent, une coupure et le sang se coagule, la plaie se referme, des intrus nous envahissent et nous produisons des anti corps...

QUELLE SANTÉ ET À QUEL PRIX ?

Un homme sain a mille désirs, lorsqu'il perd sa santé, il n'en a plus qu'un : la retrouver ! Ce dicton populaire nous prouve que la santé est notre bien le plus précieux ; la vraie richesse, c'est elle. Pour moi, c'est évident : la santé m'est ce qu'il y a de plus cher. Ni la notoriété, ni les plus beaux joyaux du monde ne me combleront autant que cette sensation unique de bien-être où le corps et l'esprit sont aussi légers qu'une plume.

Parce que la naturopathie puise ses ressources dans la nature, qu'elle privilégie avant tout l'hygiène de vie et les techniques naturelles, son fonctionnement n'est pas axé sur un but commercial. Parce qu'elle n'appartient pas à un système économique ou scientifique, elle suscite certains reproches, certains doutes. Parfois, les choses trop simples rendent sceptique. Ne croyons-nous pas plus souvent ce que l'on nous dit au lieu de croire ce que l'on voit ?

Pour illustrer cette réflexion, je vous cite un auteur dont j'admire à la fois le grand savoir et l'humilité :

"*Nier ce qu'on voit parce que ça ne colle pas avec ce qu'on pense, c'est la politique de l'autruche. La nature n'a pas à s'adapter à notre façon de penser. C'est à nous de changer notre façon de penser pour qu'elle s'adapte à la nature.*" (H. Reeves, astrophysicien, directeur de recherches au CNRS).

Trop souvent, on oppose une médecine à une autre, au lieu de les compléter et renforcer ainsi leur action. La difficulté majeure est d'utiliser chacune à bon escient. La médecine traditionnelle est nécessaire, voire indispensable dans les maladies lésionnelles, les grands traumatismes. Elle fait merveille dans la chirurgie, sauve des vies dans les cas d'urgence, tel l'infarctus... Mais elle ne résout pas tout. En lui livrant notre santé, corps et âme, nous nous déresponsabilisons et nous commettons des erreurs. La plus courante est l'abus des médicaments. Cette fâcheuse pratique a des conséquences désastreuses : Comme nous venons de le voir, cette fâcheuse pratique a des conséquences désastreuses puisqu'un malade sur trois l'est à cause des médicaments ! A l'échelle mondiale, plus de 50% de tous les médicaments sont prescrits, distribués ou vendus de manière inappropriée. Quel gaspillage de ressources et quels frais considérables (rapport OMS 2002) !

Un malade sur trois l'est à cause des médicaments ! Réfléchissez : est-il vraiment raisonnable de donner des antibiotiques à un enfant qui souffre d'une bronchite ? Est-on conscient que cela fatigue son organisme, bâillonne son système immunitaire, perturbe l'élimination de ses déchets qui sont la cause principale de sa maladie ? Bien sûr, certains médicaments sont utiles et parfois indispensables. C'est leur banalisation à tous les stades de la maladie qui est condamnable. En fait, ils devraient être strictement limités aux cas où toute autre méthode se révèle insuffisante ou inefficace.

Souvenez-vous que :

- *La naturopathie guérit en profondeur et aboutit à une vraie santé. Son rôle n'est pas de pallier en situation d'urgence, lorsqu'une lésion s'est installée.*
- *Elle est en premier une médecine préventive qui sera utilisée comme base, comme hygiène de vie, alors que l'allopathie traitera avant tout les cas d'urgence et les cas graves, là où l'organisme ne dispose plus d'assez de vitalité pour se guérir lui-même.*

> Mieux vaut tard que jamais
> mais tout de suite vaut aussi mieux que demain !
> Ne remettez pas au lendemain
> ce que vous pouvez faire le jour même !

Cela dit, il est très important, même dans ce dernier cas, d'y croire, de vouloir guérir, de ne pas se laisser aller. Vous serez alors étonnés de découvrir que la force qui est en vous est très puissante.

Il est bien entendu que plus vite vous commencerez à suivre cette hygiène de vie et plus vous serez préservés de la maladie. En fait, elle devrait être pratiquée dès l'enfance. Ainsi, nous aurions une vitalité optimale et nous pourrions la transmettre à nos descendants.

PRÉVENIR VAUT MIEUX QUE GUÉRIR

Commencez par éliminer tout ce qui favorise la maladie, les substances nocives qui se retrouvent dans votre alimentation, ce que vous mangez, buvez, respirez.

En évitant que la maladie n'apparaisse, vous faites de la prévention. En apprenant à vous connaître, en situant les vraies causes de vos maux, vous aurez la motivation nécessaire pour modifier vos habitudes. Voilà la vraie clef de la santé !

Un corps nettoyé, sain, se défend d'une manière extraordinaire. Il sera résistant aux agressions (microbes, virus...)

antibiotique à un enfant (bronchite)
—> fatigue de l'organisme, bâillonne son système immunitaire, perturbe l'élimination de ses déchets.

Naturopathie = médecine préventive
base - hygiène

S'ATTAQUER AUX CAUSES ET NON AUX EFFETS

Je ne le répéterai jamais assez : le seul vrai remède est la suppression de la cause. Un ivrogne ne se soigne que par la suppression de l'alcool, pas par une pastille de la marque "Perlinpinpin". Lorsque vous êtes malade, vous essayez diverses drogues, divers procédés censés tout résoudre ! *Rendez-vous compte de vos erreurs, ayez du bon sens et responsabilisez-vous !*

De même, ne vouloir s'attaquer qu'aux effets revient à méconnaître la nature du mal, à parler un autre langage que le sien. C'est comme si, dans les accidents dus au verglas, on se bornait à ramasser les blessés sans se soucier d'assainir le terrain. Il va sans dire que nous devons nous intéresser en premier à la cause des accidents, prévenir par des signaux danger, s'occuper du terrain.

> Au fil des pages, je répéterai plusieurs fois ces deux symboles précédant un encadré.
>
> : ce symbole de danger vous rendra attentif à certaines erreurs de comportement.
> Mon but est de provoquer en vous des réflexes de défense vis-à-vis de tout ce qui est nuisible à votre santé et qui, trop souvent, pour des raisons commerciales, est passé sous silence.
>
> : dans le même esprit, ce symbole d'accord mettra le doigt sur les vertus, l'importance d'un traitement, comportement...

En résumé

> La naturopathie
> - s'intéresse aux causes de l'encrassement,
> - supprime la source des déchets (avant tout par une alimentation appropriée),
> - s'occupe de l'état psychologique,
> - recharge la vitalité,
> - aide votre corps à rejeter ses déchets, à se défendre lui-même, se construire une barrière efficace contre les agressions extérieures (par des techniques naturelles),
> - établit un bilan de santé individuel et lui adapte ses thérapies, car chaque être est unique.

LE MESSAGE DE LA MALADIE

Aujourd'hui, guérir signifie trop souvent perdre la notion de la souffrance. C'est oublier qu'elle est toujours *un signal d'alarme précis du corps qui nous avertit d'un danger*. Elle est un message pour nous faire prendre conscience d'un problème. Par la douleur, le système nerveux est informé de l'intervention d'un agent agresseur interne ou externe. Il s'agit alors d'un système de défense de l'organisme.

Imaginez toucher une plaque brûlante et que vos récepteurs de chaleur ne fonctionnent pas. Vous n'auriez pas le réflexe de retirer votre main et vous seriez brûlés. Il en est de même pour l'intérieur de votre corps : si une douleur se fait sentir, c'est qu'elle signale une agression et vous devez supprimer la cause plutôt que d'endormir vos récepteurs.

> Faire taire ce signal, bâillonner votre corps, revient à donner la parole à la maladie.

Dans ce contexte, la souffrance est un mal pour un bien, *une piqûre qui doit vous réveiller* !

Lorsque notre corps est encrassé, il essaie toujours de se débarrasser de ses déchets. En coupant son effort de purification lorsque, par exemple, notre corps développe un rhume, nous refoulons nos déchets à l'intérieur et nous réprimons un réflexe salvateur qui, avec le temps, va s'émousser. Pris dans ce sens, le rhume est un réflexe d'élimination, tout comme le besoin d'uriner ou d'aller à la selle. Alors, je vous le demande : *prenez-vous une pastille pour couper votre envie d'uriner* ? Non, bien sûr, cette question ne se pose même pas, car vous savez que l'élimination de votre urine est nécessaire à la purification de votre sang.

Ne soulager que des symptômes peut parfois aggraver le cas, puisque, par là, on masque une douleur, une manifestation morbide. Pendant ce temps, le mal continue à ronger. Cela équivaut à repeindre une carrosserie de voiture sans traiter la corrosion qui la ronge. Avec le temps, la corrosion se sera répandue, aura travaillé en profondeur et resurgira inexorablement à la surface. Lorsqu'un incendie se déclare et déclenche l'alarme, allez-vous simplement éteindre le signal, plutôt que de vous attaquer aux flammes ?

Certes, nous devons soulager toute souffrance mais, plus que cela, nous devons nous interroger sur les raisons de sa présence et réagir !

☝ Vous devez vous interroger sur les raisons de vos faiblesses et corriger, dans le bon sens, votre manière d'être.
- Guérir, c'est comprendre votre corps et vous responsabiliser.

POURQUOI SOMMES-NOUS MALADES ?

Parce que nous ne respectons pas les lois biologiques de la nature ! Telle est la source primordiale de nos déséquilibres intérieurs. Donnons la parole à Hippocrate : "*Les maladies ne nous tombent pas du ciel, elles sont le produit de nos péchés quotidiens.*"

Nous avons une nourriture impropre en qualité et quantité, source d'une multitude de déchets. Par leur composition ou leur préparation, nos aliments ne contiennent plus les éléments de la vie : aliments dénaturés, additifs, aliments cuits... Mais l'alimentation n'est pas la seule responsable de nos troubles. Une mauvaise élimination, la sédentarité, le manque de repos, le stress, une pollution de plus en plus importante contribuent tous à altérer notre santé. Nous avons oublié que nous faisions partie de la nature. Nous avons perdu le contact avec le milieu vital : manque d'air, manque de soleil. La nature a fait place à des cubes de béton, foyers de nos vies professionnelles et privées, où le confort donne l'illusion du progrès.

Certes, chacun n'a pas le même degré de sensibilité à la maladie. Certains d'entre nous ont la chance de posséder une forte vitalité et un système d'élimination efficace. Nous verrons plus loin la nature de ces tempéraments qui sont à la base de toute étude préliminaire (voir chapitre 5). Ce qui ne veut pas pour autant dire que les tempéraments dits "forts" sont à l'abri de tous les maux. Chacun d'entre nous, portera, tôt ou tard et selon sa nature, le fardeau de ses erreurs de vie. C'est l'accumulation de ces erreurs qui est responsable de la maladie et non pas forcément l'âge, comme on le croit trop souvent !

La vieillesse n'est pas une maladie ; c'est la maladie qui fait vieillir !

> 💣 L'accumulation des erreurs aboutit à la maladie.

> ☝ Vos efforts, vos bonnes résolutions sont des graines dont la santé est le fruit.

De même, on associe trop souvent la maladie au microbe. C'est oublier que dans bien des maladies, les microbes ne sont pas présents. Et si certains microbes s'installent, c'est qu'ils trouvent là le terrain propice à leur développement.

Rappelez-vous simplement qu'ils ne peuvent subsister dans un organisme sain. C'est en nous purifiant que nous lutterons le mieux contre eux et nous permettrons à notre système immunitaire d'assurer pleinement sa fonction de défense. Reprenons la phrase célèbre de Pasteur : "*Le microbe n'est rien, le terrain est tout*" et l'image parlante de M. Marchesseau : "*Les microbes ne causent pas plus les maladies que les moustiques, les marécages*", ou encore "... les rats, les égouts".

Réfléchissons à l'affirmation qui suit et gardons-là présente à l'esprit.

☝ Votre santé est le miroir de votre terrain.

Chapitre 2

LES VOIES DE LA GUÉRISON

LE CORPS DISPOSE d'un système immunitaire efficace qui est à même de le défendre contre les agressions. Mais, par l'accumulation de pollutions diverses, ce système se carence et devient déficient. Nous nous retrouvons devant un processus classique.

> Mauvaise hygiène de vie → encrassement du terrain → maladie.

LA FORCE VITALE

Les éléments vitalogènes, porteurs de la vie, comme le soleil, l'air pur, l'eau de source, les aliments crus, biologiques*... permettent à l'organisme de se recharger en énergie. Plus que cela, ces éléments sont indispensables à l'expression même de la vie. Ils forment en vous une force immatérielle, ni visible, ni palpable. Elle est aussi essentielle que l'air que vous respirez, mais que vous ne voyez pas et qui, pourtant, existe. C'est *la Force vitale*, la clé de votre auto guérison.

* *Biologique signifie cultivé sans produits chimiques, de synthèse, sur un sol riche en nutriment. C'est non seulement indispensable à votre organisme, mais aussi à votre environnement.*

Chaque organisme, du plus simple au plus évolué, est programmé pour rester en bonne santé, pour résister aux agressions extérieures. Une foule de mécanismes complexes entre en jeu pour préserver la santé. Sans la Force vitale, notre merveilleuse horlogerie se détraque, finit par sonner faux.

Les priorités de la naturopathie sont de renforcer, de retrouver notre vitalité par des techniques naturelles et s'attaquer aux pollutions diverses dont nous souffrons. Par là-même, elle se distingue des autres médecines, car *elle ne "guérit" pas dans le sens général du terme : elle "aide à la guérison" en stimulant la Force vitale.*

POLLUTION ET ÉLIMINATION

L'homme est à la fin de la chaîne écologique. Tous les polluants qui ont envahi ses maillons se concentrent en lui : additifs alimentaires, insecticides, fongicides répandus sur les cultures, antibiotiques, hormones donnés aux animaux pour les engraisser plus vite, pollutions de l'air et de l'eau, s'accumulent et finissent par affecter la santé.

Si, dans l'absolu, il conviendrait d'éviter toute intoxication, tout abus nuisible à l'équilibre de notre santé, en pratique, cela n'est pas toujours possible. Malgré une hygiène de vie convenable, nous ne pouvons éviter toutes les pollutions. Chaque jour, pour des raisons matérielles ou professionnelles, vous respirez un air vicié, absorbez des aliments ou des boissons "toxiques". Mais si vous ne pouvez éviter tous les écarts, prenez-en conscience afin d'en limiter l'importance. Régénérez autant que possible votre organisme dans des milieux naturels, favorisez l'exercice physique, choisissez votre alimentation selon des critères biologiques (voir chapitre 4)... De plus, et c'est là qu'intervient un autre principe fondamental de la naturopathie, vous devez aider à l'élimination de vos toxines. Pour cela, votre corps dispose d'organes appelés *émonctoires*. C'est par eux que sont rejetés les déchets du métabolisme, des aliments et poisons non utilisés par les cellules. Leur bon fonctionnement est indispensable à la santé. Les principaux émonctoires sont : le foie, les intestins, les reins, la peau, les poumons. Chaque jour, ils éliminent les déchets de votre métabolisme selon un rythme et un volume relativement réguliers. L'intestin évacue environ 2 selles en 24 heures, les reins 1,5 l d'urine, la peau 1 l de sueur et les poumons du gaz carbonique et de la vapeur d'eau.

L'élimination est un bienfait. Elle permet à notre corps de retrouver son équilibre. Sans elle, nous finirions par nous empoisonner totalement. Le fait de vomir après un excès de nourriture ou d'alcool est un réflexe salutaire. Vous avez pu vous rendre compte du soulagement procuré après cette élimination.

organes émonctoires = c'est par eux que sont rejetés les déchets du métabolisme.
foie - intestins, reins, peau, poumons.

Ne vous laissez pas envahir par les toxines et respectez tous vos émonctoires ! N'oubliez jamais que ce sont les filtres de votre corps, qu'ils vous protègent de l'intoxication, qu'ils sont les garants de votre équilibre. Comparez vos émonctoires à des appareils où vous pouvez changer les filtres lorsqu'ils sont encrassés ou abîmés. Vous ne pourrez en faire de même pour les vôtres, voilà toute la différence !

La stimulation de nos émonctoires est une technique de base en naturopathie et nous en étudierons les principes au chapitre 7. Rajoutons à cela que nous devons disposer d'assez d'énergie pour activer nos fonctions. C'est la raison pour laquelle nous aurons à développer notre vitalité.

Relevons encore l'importance de notre psychisme qui est véritablement le maître d'œuvre de notre comportement. N'oubliez jamais qu'une attitude positive influençera votre état général d'une manière déterminante.

☝ Évitez de vous polluer ;
facilitez l'élimination de vos déchets.

Chapitre 3

LE CORPS HUMAIN

BIEN COMPRENDRE votre santé revient aussi et surtout à bien connaître votre corps, le respecter pour vivre dans le bien-être. D'aucuns pourraient trouver ces lignes fastidieuses, trop techniques. A ceux-là, je réponds que ce que vous allez lire est une présentation de la plus fabuleuse des machines, la vôtre !

Aux esprits scientifiques qui me reprocheront mes simplifications, je dis : Vous avez mille fois raison ! Mais comment traiter d'un sujet aussi vaste en quelques pages ? Un livre n'y suffirait point, ni même une bibliothèque entière, d'autant plus que nos connaissances sont encore incomplètes sur bien des points. Tout en étant simplifié, l'exposé pourra vous sembler complexe ; mais ne lâchez pas prise maintenant ! Votre intérêt sera récompensé et vous comprendrez beaucoup mieux le pourquoi du comment et même du quand, lorsque nous en viendrons à la pratique par les cures et les techniques naturelles.

Partons maintenant ensemble à la découverte de ce monde fantastique et, si vous le voulez bien, commençons par quelques chiffres.

- 100 000 milliards de cellules.
- 100 000 kilomètres (deux fois et demi le tour de la Terre) de vaisseaux mis bout à bout.

- 200 hectares de tissus
- 1 million de néphrons par rein.
- Près de 2 tonnes de sang filtrés chaque jour par nos reins.
- 637 muscles.
- 600 m^2 de tube digestif
- 80 m^2 d'échanges gazeux dans nos poumons
- 600 millions d'alvéoles dans nos poumons ...

Avouez que cela laisse songeur ! Le fonctionnement d'une telle mécanique tient du miracle et nécessite un respect légitime.

Comparons notre organisme à un véhicule automobile. Comme ce dernier, il a besoin d'une source d'énergie. Notre carburant, c'est la nutrition. La bonne combustion, le bon rendement de notre organisme commence donc d'abord par une hygiène alimentaire. Pour fonctionner, un moteur à explosion a besoin d'oxygène. Dans notre corps, c'est le système respiratoire. Nos informations circulent grâce aux systèmes nerveux et glandulaire. Ces derniers sont comparables au circuit électrique de notre véhicule. Nous devons ensuite rejeter les déchets de notre combustion. C'est le rôle du système émonctoriel. Pour contrôler le tout, nous disposons de notre cerveau, l'ordinateur de bord. Enfin, pour éviter le surrégime, nous devons économiser notre énergie nerveuse.

La cellule, brique fondamentale des êtres vivants

Notre corps a environ deux cents variétés de cellules, chacune ayant sa fonction propre. Celle-ci constitue les os, celle-là les muscles, cette autre les cheveux, etc. L'organisme humain a plus de cent mille milliards de cellules et chacune d'elles contient en moyenne mille milliards d'atomes ! Nous pouvons donc dire qu'*un être vivant est avant tout une hiérarchie moléculaire et cellulaire*.

Les tissus

A l'image des molécules qui sont des ensembles d'atomes, les tissus sont des ensembles de cellules : les os, les muscles, les nerfs, etc. Chacun d'eux a sa fonction et sa morphologie propre.

Les organes

Ici encore, nous avons une association. Dans le cas présent, ce sont divers tissus qui s'assemblent pour former des organes, comme l'estomac, les poumons, etc.

Les systèmes

Dans cette nouvelle étape, ce sont les organes qui vont s'assembler pour former un système qui aura une même fonction, comme le :

- système digestif,
- " respiratoire,
- " rénal,
- " cutané.

Nous allons aborder ces derniers pour une bonne compréhension de nos émonctoires.

LE SYSTÈME DIGESTIF

Trajet emprunté par les aliments, lors de leurs transformations en éléments assimilables.

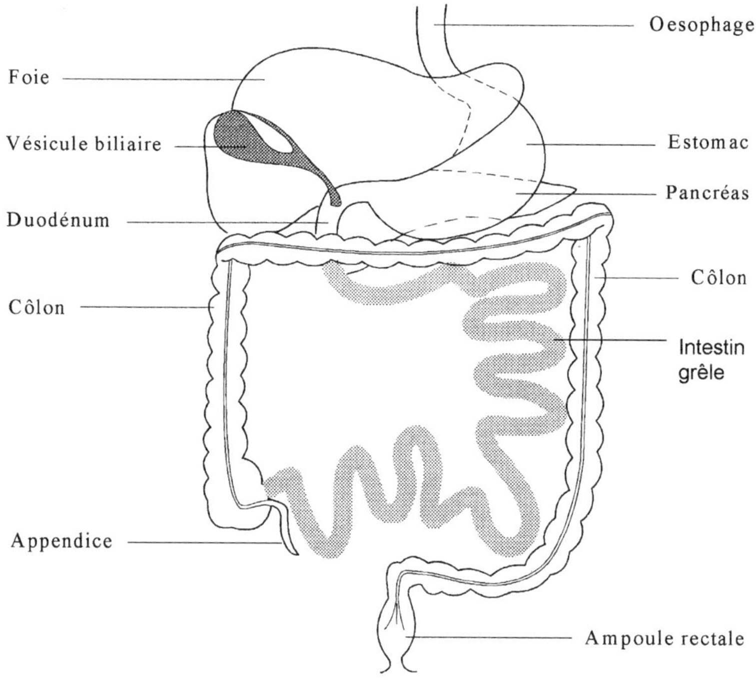

ORGANE	ACTION	FONCTION
bouche :	broie les aliments pour faciliter leur digestion, les imprègne de sucs salivaires	prédigestion des hydrates de carbone (amidons, féculents).
estomac :	transforme les aliments en bouillie homogène et les prépare à l'action des enzymes intestinales. L'acide chlorhydrique avec la pepsine (enzyme) et un brassage important du bol alimentaire parviennent à ce résultat.	digestion des protéines.
duodénum où se déverse :	- le suc pancréatique qui contient des bicarbonates pour réduire les acidités et des enzymes comme la trypsine, la lipase et l'amylase - la bile sécrétée par le foie et collectée par la vésicule biliaire	digestion des hydrates de carbone, des graisses et des protéines. digestion des graisses.
intestin grêle :	par diverses enzymes.	continue et achève la digestion, assimile.
gros intestin ou côlon :	par des bactéries amies (flore intestinale)	assemblage des résidus alimentaires en vue de leur évacuation.

LE SYSTÈME DIGESTIF

Une remarque s'impose d'entrée : *digestion et alimentation vont de pair.* Vous ne pouvez avoir une bonne digestion avec une mauvaise alimentation. Si j'insiste tant sur sa qualité, c'est pour vous faire comprendre à quel point celle-ci est importante.

Enfin, rappelons que votre état mental se reflète sur toutes vos fonctions et que, par conséquent, il influencera votre digestion d'une manière décisive.

Notre tube digestif est une usine chimique faite d'organes totalement automatisés qui transforment nos aliments afin d'en retirer les substances indispensables à notre organisme.

Tels qu'ils se présentent, les aliments sont inutilisables par nos cellules. Le rôle premier de notre tube digestif est de les réduire en molécules assimilables. Sa seconde fonction est épuratoire. Les résidus alimentaires, de même que les déchets du métabolisme sont dirigés vers le gros intestin ou côlon, duquel ils seront évacués.

Dans cette usine complexe, chaque organe joue un rôle spécifique. Imaginons être à la place des aliments et pénétrons ensemble dans nos unités de traitement !

C'est la bouche qui nous accueille en premier et la réception est mouvementée car nous allons être mastiqués, broyés, réduits en miettes ! Si nous sommes des amidons, nous allons en plus subir une première transformation chimique par les sucs salivaires, d'où l'importance de bien mastiquer. À peine remis de nos émotions, nous voici propulsés par péristaltisme (contractions musculaires) à travers l'œsophage et plongés dans l'estomac. La cure thermale y est du genre décapant ! Bain d'acide chlorhydrique additionné d'enzymes* telles que la pepsine, et un brassage vigoureux nous réduisent à l'état de bouillie. Lorsque le pylore s'ouvre, nous nous retrouvons dans le duodénum. Ici, le bain est remplacé par deux douches : la bile du foie (poisons filtrés du sang), qui s'active au passage des graisses et les sucs du pancréas qui fonctionnent en permanence, car ils dégradent toutes les variétés alimentaires.

---

* *L'enzyme est une substance organique soluble accélérant les réactions. Dans la digestion, elle scinde les longues chaînes moléculaires en éléments simples, assimilables.*

Nos transformations vont s'achever à la suite de l'intestin grêle où nos éléments deviennent enfin assimilables. Ce périple aura duré une dizaine d'heures. Mais nous devons encore traverser les parois de l'intestin d'où, et selon notre nature (acides gras, glycérine), nous serons transférés dans la voie lymphatique ou dans la voie sanguine jusqu'au foie (acides aminés, glucose). Le gros intestin déshydrate le bol alimentaire. Toutes ces opérations ont entraîné quelques déchets : résidus alimentaires, métaboliques, bile. Ceux-ci y sont collectés en attendant d'être évacués sous forme de selles.

Cet exposé, quelque peu humoristique et très simplifié, vous donne une compréhension globale des mécanismes de notre tube digestif. Il faut en effet savoir que plusieurs systèmes y entrent simultanément en jeu (nerveux, hormonal...)

Nous avons exploré certains organes et évoqué d'autres. C'est à ces derniers que nous allons maintenant nous intéresser.

Le foie

Organe volumineux, c'est un véritable laboratoire qui produit et transforme les substances chimiques nécessaires à la bonne marche de notre organisme. Il épure notre sang des poisons, molécules de synthèse et modifie les résidus azotés en urée afin de faciliter leur évacuation par les reins. Il produit les albumines du sérum à partir des acides aminés, régularise la coagulation du sang, participe à la lutte microbienne et virale. Il élabore le glycogène qu'il emmagasine et libère sous forme de sucre selon nos besoins et assure les réserves de graisses dans les tissus...

Dans la digestion, il a plusieurs rôles :

- assimiler tous les éléments,
- filtrer les déchets et les substances toxiques (pesticides, additifs...),
- sécréter la bile qui va dégrader les graisses.

Nous ne pouvons ici énumérer toutes les fonctions du foie, car il en a des centaines ! C'est un organe infiniment précieux pour votre santé. Pensez-y plus souvent et donnez-lui une alimentation saine et légère ! N'oubliez pas aussi de lui réserver des moments de repos car, comme nous, lorsqu'il est surmené, il se détraque.

La vésicule biliaire

Il s'agit d'un petit réservoir destiné à collecter la bile sécrétée par le foie et la déverser dans le duodénum afin d'y dégrader les graisses.

Le pancréas

Il produit plusieurs sécrétions, telles que les sucs digestifs (amylase, lipase, trypsine) qui s'écoulent dans le duodénum afin d'y dégrader les glucides, lipides et protides ; *l'insuline*, qui se déverse dans le sang et dont le rôle est de favoriser la combustion du glucose et son stockage en tant que réserve énergétique.

Le pancréas participe à toutes les digestions, son activité est quasi incessante. Veillez à ne pas l'épuiser par la quantité et la composition de vos aliments. Une monodiète ou un jeûne (24h ou plus, voir début chapitre 7) vont l'économiser et le régénérer.

Féculents — Dégradés dès la bouche — Duodénum — intestin grêle

Protéines — Estomac — Duodénum — intestin grêle

Lipides — duodénum par sécrétions pancréatiques et vésicule biliaire — intestin grêle

Légumes + fruits — intestins.
chaînes moléculaires simples
vitamines + enzymes = catalyseurs (stimulants digestifs)

eau — muqueuses digestives — voies sanguines

COMMENT FONCTIONNE LA DIGESTION

Vous avez vu que la digestion s'effectue en plusieurs endroits et étapes, dont la durée dépend du type d'aliment (lipide, glucide, protide). Chacun nécessite une transformation particulière : la pepsine dégrade les protéines en acides aminés, la lipase, les lipides ou graisses en acides gras, l'amylase, les glucides ou amidons en sucres simples (glucose). En voici quelques exemples.

Les féculents, l'amidon que l'on trouve dans le pain, les pâtes, le riz, les pommes de terre, les farineux..., seront d'abord dégradés dans la bouche, puis dans le duodénum et enfin dans l'intestin grêle. Les protéines, contenues dans la viande, le poisson, les œufs, le fromage..., seront digérées dans l'estomac, le duodénum et l'intestin grêle. Les lipides seront dégradés dans le duodénum par les sécrétions du pancréas et de la vésicule biliaire, puis dans l'intestin grêle.

Les légumes et les fruits nécessiteront un minimum de travail digestif, car ils sont formés de chaînes moléculaires simples et ils contiennent des vitamines et des enzymes qui sont des catalyseurs (stimulants digestifs). Ils passeront donc directement dans les intestins.

L'eau, les oligo-éléments, les vitamines, les enzymes seront absorbés sans être dégradés. Ils passeront par les muqueuses digestives directement dans les voies sanguines.

Si la transformation des aliments se fait en plusieurs étapes, il paraît évident que chacune d'entre-elles a sa fonction et son importance particulière. Si l'on "rate" une étape, le résultat final sera également "raté". Combien d'entre nous prennent véritablement le temps de mâcher ? Rappelez-vous que cette mastication représente la première étape de la digestion de l'amidon qui s'imprègne des amylases salivaires.

Si vous sautez cette étape, la suivante ne pourra jamais la compenser totalement, ce qui aura des conséquences fâcheuses :

- une partie des amidons n'aura pu être dégradée et ne sera pas assimilée par votre organisme,
- cette partie va fermenter, provoquer des dyspepsies, ballonnements, lourdeurs...

⚠ mâcher (1ère étape digestion amidon)

En effet, toute substance stagnant trop longtemps dans un milieu à 37° (température de notre corps) va commencer à se décomposer, soit fermenter ou se putréfier (amidons ou protéines) et produire de nombreux poisons (indol, phénol, scatol...). Ce qui revient à dire que lorsque notre foie débordé ne parvient plus à filtrer toutes ces substances toxiques, notre organisme s'empoisonne progressivement, d'où un mal être.

En résumé, chaque fois que vous négligez une étape ou que vous surchargez votre système digestif, vous l'empêchez de dégrader entièrement les aliments, dont vous ne bénéficiez pas totalement. De plus, cette partie inutilisée se transforme en poisons qui provoquent des inflammations des muqueuses, colites, ulcères, selles liquides... et, par voie sanguine, vont jusqu'à vous intoxiquer.

Nous pouvons encore dire que la digestion fonctionne selon deux modes : chimique et mécanique.

Le mode chimique est la dégradation des aliments au moyen des enzymes produits par nos glandes digestives. Les sécrétions dépendent des besoins de notre digestion. Lorsqu'elles sont insuffisantes, elles provoquent une sensation de soif. Ce signe est révélateur : si les muqueuses de la bouche sont sèches, nos muqueuses internes le sont aussi, car la bouche est le reflet de notre situation interne (la langue est en fait la continuité de notre tube digestif). Or, si la soif traduit une digestion difficile, le fait de boire ne la facilitera en rien. *N'oubliez pas que ce n'est pas l'eau qui fait digérer vos aliments, mais les enzymes !*

Nous devons, en plus, faire attention à la consommation de certains produits qui assèchent les muqueuses, diminuent ou empêchent la sécrétion des enzymes. Les alcaloïdes* contenus dans le café, le thé, l'alcool, le tabac..., les tranquillisants, les antibiotiques, agressent nos muqueuses et finissent par provoquer des ulcérations. Les alcaloïdes augmentent certes les contractions mais diminuent en même temps les sécrétions. Le bol alimentaire avancera trop vite et ne pourra pas être assimilé correctement. Tous ces produits provoqueront des fermentations-putréfactions qui vont nous perturber.

---

* *Alcaloïde : Substance azotée d'origine végétale à l'action physiologique intense (toxique).*

Parfois, nous avons tendance à nous endormir après le repas. La raison en est simple : la composition de ce dernier est tellement éprouvante pour le système digestif qu'il accapare toute l'énergie et en prive de ce fait les autres fonctions (pensée, activités...). N'est-ce pas paradoxal, puisque le but de l'alimentation est précisément l'inverse, à savoir de donner de l'énergie !

Si, après un repas, vous observez une diminution de votre concentration ou une tendance au sommeil, vous saurez que votre alimentation est mauvaise et que votre digestion est difficile, puisqu'elle accapare une énergie qui ne lui était pas destinée. Malheureusement, que fait-on la plupart du temps en pareil cas ? On prend un café ou un autre excitant qui va inhiber nos glandes digestives. L'énergie destinée à la digestion est détournée et devient à nouveau disponible pour les autres fonctions. Mais cela signifie en même temps que la digestion est ralentie et qu'il y a fermentation et/ou putréfaction.

Le tabac aura un effet similaire. Il va aussi dilater les vaisseaux intracérébraux qui maintiendront de ce fait un flux sanguin suffisant au niveau du cortex, stimulant ainsi la fonction psychique. Sur le moment, la sensation paraîtra agréable, on se sentira plus dynamique. Mais il s'agit là d'un faux dynamisme, qui n'est pas apporté par l'excitant, mais retiré des réserves énergétiques du corps. Si nous nous sentons passagèrement stimulés, n'oublions pas que cela le fatigue, car il puise dans son énergie et doit en plus lutter pour se débarrasser de la substance nocive.

Non contents de cet avertissement, nous serons au contraire tenté de pallier cette nouvelle fatigue par un autre café, un autre excitant. Le corps essaiera bien sûr de se défendre et le classique "coup de pompe" sera son premier avertissement. La migraine, le signal danger de la douleur. Si, à ce moment-là, nous ne réagissons pas, nos abus répétés conduiront à un véritable épuisement de l'organisme, allant jusqu'à affecter les fonctions psychiques, provoquant des angoisses, dépressions...

Pour illustrer l'effet que les excitants ont sur votre organisme, prenez l'exemple du coup de fouet que l'on donne à un cheval fatigué. Il le fera certes repartir, mais ne supprimera pas sa fatigue. Bien au contraire, il l'augmentera, en l'obligeant à puiser dans ses réserves. Nous fonctionnons exactement de la même manière.

Souvenez-vous ! Chaque fois que vous êtes tenté par ce genre de produits, corrigez plutôt votre alimentation, car c'est elle qui doit vous donner du dynamisme.

Sachez faire la différence entre un excitant qui va brûler l'énergie de votre organisme, qui aura un effet rapide et un stimulant qui vous apportera des éléments vitaux, dont les effets se feront sentir plus tard mais en augmentant votre vitalité (ex : ginseng, vitamine C...).

> Les excitants produisent un stress chimique sur l'organisme, d'où sensation de dynamisme. Mais ils conduisent à un épuisement de votre réserve vitale et n'apportent en aucun cas une énergie vitalogène.

Peut-être avez-vous la chance d'avoir un organisme vigoureux, qui limitera certaines erreurs, vous mettra provisoirement à l'abri de certains maux. Chacun de nous a cependant son seuil de résistance, de même que ses points sensibles. Nous sommes tous responsables de notre corps et le choix est strictement personnel. Je ne suis pas là pour vous l'imposer, mais pour vous donner les informations justes qui vous aideront à faire le bon choix. Alors décidez ! En toute liberté, en connaissance de cause. Rappelez-vous que *le but essentiel de l'alimentation est de vous donner de l'énergie. Si un repas ne vous en donne pas, qu'il vous fatigue, c'est qu'il est mauvais comme votre digestion.*

> Plus notre tube digestif fonctionne bien et plus il nous recharge en énergie ! Le bien-être est au rendez-vous.

> Plus notre tube digestif fonctionne mal et plus il nous prend de l'énergie. Le mal être s'installe.

Le mode mécanique est celui qui permet à nos aliments de transiter de la bouche à l'anus. C'est la composition de l'aliment qui détermine la marche à suivre. Les muqueuses le reconnaissent par leurs terminaisons nerveuses et le dirigent là où il doit être transformé.

Les opérations sont gérées par un centre nerveux situé dans le cerveau, l'hypothalamus. Celui-ci transmet ses instructions à chaque organe par l'intermédiaire des hormones. C'est de la même façon qu'il leur communique nos émotions. Si nous subissons un choc psychologique, il va être transmis au système digestif. N'avez-vous jamais entendu les "Ça me coupe l'appétit" ou les "Rien que d'y penser, ça me donne la nausée" ? En règle générale, notre état mental se reflète sur notre état organique, d'où l'expression "se faire du mauvais sang". A noter que l'inverse se produit aussi, lorsqu'une mauvaise digestion perturbe notre état psychologique. Nous manquons d'entrain, notre humeur devient maussade et nous devenons pessimistes. Nos humeurs (liquides intérieurs) chargées affectent notre psychisme, d'où l'expression "être de mauvaise humeur".

Soulignons encore que la durée d'une digestion dite "normale" est d'environ 8 à 10 heures. Cela signifie que lorsque vous prenez votre repas du soir, la transformation de votre petit déjeuner vient à peine de s'achever dans l'intestin grêle. En fait, il serait raisonnable d'avoir 3 à 4 heures de digestion. Mais pour cela, il faudrait bien entendu éviter les mélanges et les alcaloïdes qui la retardent. Vous donneriez enfin quelque repos à des organes qui travaillent sans relâche. Pensez-y lorsque vous préparez vos repas. Ils vous témoigneront leur reconnaissance en vous rendant toute la richesse de vos aliments (voir chapitres 4 et 7).

LES TROUBLES DIGESTIFS

Que l'on évoque les *brûlures de l'œsophage, les ulcères, les colites, les ballonnements, flatulences, douleurs abdominales, les diarrhées, constipations...* une constatation s'impose : ces maux sont en grandes part dus aux fermentations-putréfactions qui agressent nos muqueuses et sont responsables des inflammations. Il suffit pourtant d'adapter notre alimentation pour que ces troubles disparaissent. Si, par contre, nos muqueuses sont agressées trop longtemps, elles finissent par se durcir, se scléroser et perdre leurs qualités de sécrétion. Sur certaines parties de l'intestin, nous pouvons ainsi constater qu'il n'y a plus du tout d'activité digestive. Au niveau du gros intestin, les parois peuvent se détériorer et laisser pénétrer les toxines et les microbes dans l'organisme.

Lorsque les poisons ne sont pas éliminés par l'intestin, ils sont véhiculés vers d'autres émonctoires : les reins, la peau, les poumons. Quand vous souffrez de bronchites, de sinusites, d'angines... cela provient surtout des déchets que votre intestin n'a pu éliminer et qui, par la circulation sanguine, se déposeront sur vos tissus ou, dans ce cas particulier, sur vos voies respiratoires. En modifiant déjà votre alimentation, vous nettoierez votre intestin, et du même coup aurez une amélioration de vos voies respiratoires. N'oubliez pas que le microbe ne s'installe que sur un terrain insalubre.

Avec l'âge, ces erreurs s'accumulent, notre vitalité diminue et avec elle la capacité à éliminer les déchets. Lorsqu'on réagit, il peut être trop tard. Pourtant, nos troubles sont prévisibles, parce que justement visibles ! Quand votre ventre est ballonné, vous le sentez et vous le voyez ! C'est un signe indéniable de la présence des gaz !

Notez que les diarrhées sont souvent dues à des réactions de l'organisme pour lutter contre les poisons résultant souvent de digestions incomplètes et qu'il essaie d'évacuer au plus vite. Alors que par la constipation, il déshydrate les poisons pour essayer de freiner leur dispersion.

COMMENT RÉSOUDRE LES PROBLÈMES DIGESTIFS ?

En adaptant son alimentation à ses capacités digestives.

Lorsque le transit est trop rapide, le travail digestif sera incomplet et il en résultera des carences et des complications du type fermention-putréfaction.

La prise de laxatifs, sels, huiles ne va donc pas empêcher l'auto- intoxication. Notons que certaines substances comme les épices ou le café ont la propriété d'accélérer le transit, car elles sont indésirables à l'organisme qui essaie de s'en débarrasser au plus vite.

Pour qu'une purge soit efficace, celle-ci doit être accompagnée d'un jeûne (24 heures ou plus). L'intestin a ainsi le temps de se purifier et de se régénérer.

Ralentir le transit ne résoudra pas davantage vos problèmes ! Les diarrhées sont souvent des réactions de l'organisme pour se défaire au plus vite de ses déchets. En stoppant ce processus, on va à nouveau créer de l'auto-intoxication, cette fois par constipation. En outre, s'il y a stagnation des matières au niveau intestinal, cela va l'alourdir, entraînant sa distension et son affaissement sur les autres organes (ptôse). Le transit en sera d'autant plus difficile.

Quelques signes d'une bonne digestion :
- ne pas avoir d'éructations,
- ne pas avoir de gaz intestinaux,
- ne pas avoir la bouche pâteuse ni l'haleine mauvaise,
- avoir des selles bien formées, ni liquides, ni dures et peu odorantes,
- se sentir léger et plein d'énergie.

Vous résoudrez vos problèmes digestifs en modifiant votre comportement, en évitant vos erreurs alimentaires.

Les repas à la hâte, où l'on ne prend même pas le temps de mâcher, les préoccupations psychologiques, le stress, la surabondance alimentaire, la nourriture malsaine et les mélanges font que notre organisme, si bien constitué fut-il, n'est plus à même de tout absorber, de fonctionner convenablement.

Ainsi, lorsque vous prenez un repas fait d'amidons et de protéines, déséquilibrez leurs pourcentages avec au moins 80 % des uns et 20 % des autres (80 % d'amidons, 20 % de protéines ou 80 % de protéines et 20 % d'amidons). La digestion en sera facilitée.

Les repas composés, où l'on prend de tout pour ne manquer de rien (viande plus pommes de terre, pâtes ou riz, pain plus fromage, dessert plus fruits, etc) représentent une autre erreur fondamentale. Certes, il y a de tout, mais c'est indigeste. Rappelez-vous : plus *il y a de mélanges et plus la digestion est difficile*.

Notre société prône la valeur nutritive de chaque aliment. Plus il contient de vitamines, acides gras essentiels, etc, meilleur est-il. *Par contre, on ne se demande jamais s'il est digeste ?* L'erreur est grave car, quelle que soit en définitive sa valeur nutritive, celle-ci sera perdue lorsque l'aliment ne sera pas digéré correctement.

Une bonne alimentation ne suffit pas en soi. Nous devons également respecter certains principes physiologiques et particulièrement accorder le temps nécessaire à notre organisme afin qu'il puisse accomplir son travail. En avalant sans mâcher, en le surchargeant, nous l'encrassons et nous l'épuisons. Notre mode de vie, nos contraintes professionnelles ou privées font que nous perturbons l'acte le plus simple et à la fois l'un des plus vitaux, celui qui doit nous fournir de l'énergie. Un repas n'est pas simplement une formalité, un acte boulimique ou névrosé, par lequel nous engloutissons de la matière. Accordons-lui le temps et le calme nécessaires. N'oublions pas que nous ne pouvons dissocier le physique du mental. Un mental négatif aura forcément de mauvaises répercussions sur notre physique et vice versa.

Un repas doit avant tout être une joie, un moment privilégié ! Et profitez de la mastication de tous vos aliments, ne vous privez pas du plaisir de les déguster, d'apprécier leur saveur !

Rappelez-vous :

☝ Digestion rapide → efficacité.
Le bon remède → l'assainissement de l'intestin.

COMMENT STIMULER LE SYSTÈME DIGESTIF

Nous disposons de plusieurs moyens adaptés aux cas (voir chapitre 7) :

- la purge, le lavement.
- les laxatifs naturels (plantes, sels, huiles).
- la consommation de fruits et de légumes, dont les fibres végétales (cellulose) nettoient les intestins et augmentent le péristaltisme.
- une bouillotte chaude ou un cataplasme de choux sur le foie le stimuleront.
- l'exercice physique, qui est un tonique pour tout l'organisme.
- la musculation des abdominaux masse et stimule les intestins.
- le massage de l'abdomen.
- le massage des zones réflexes (réflexologie).

Mais nous pourrons aussi alléger le travail de notre système digestif en pratiquant la dérivation. Cette technique s'utilise à chaque fois qu'un émonctoire se trouve agressé, débordé par la quantité de déchets à éliminer. Nous le soulageons en ouvrant une nouvelle porte de sortie (on dérive les déchets ailleurs). Pour que la pratique en soit efficace, nous devrons tenir compte de ces facteurs :

- la nature des déchets (colles, cristaux)*.
- les émonctoires susceptibles de les éliminer (certains éliminent les colles, d'autres les cristaux),
- les émonctoires prioritaires (plus grande élimination) et secondaires (élimination plus faible).

---

* *Les colles sont des déchets visqueux, non solubles dans l'eau, présents dans le mucus nasal, les crachats, glaires... et causés par une alimentation trop riche en hydrate de carbone tels que sucres, amidons, féculents, et en graisses. Elles produisent des maladies d'écoulement : rhume, bronchite, sinusite, eczéma suintant, leucorrhée...*

* *Les cristaux sont des déchets solubles, causés par une alimentation trop riche en protéines comme la viande et en glucides raffinés (sucre blanc, sucreries...). Ils causent des maladies douloureuses : arthrite, rhumatismes,*

calculs, névrites, sciatique, eczéma sec...

Le système digestif est un émonctoire prioritaire des colles. Le foie avant tout, puis la vésicule biliaire et enfin les intestins éliminent nos déchets colloïdaux. Les émonctoires secondaires sont les glandes sébacées de la peau, les voies respiratoires, la voie vaginale.

Pour alléger le système digestif, nous dériverons les déchets en premier sur les glandes sébacées (exercice physique, bains chauds, massages...), puis sur les voies respiratoires (plantes, exercice physique, réflexologie...). La dérivation fonctionne dans les deux sens, à savoir qu'on peut soulager un émonctoire secondaire, comme la peau, en dérivant sur un émonctoire prioritaire (foie, intestins).

Comme nous le verrons plus loin, le système rénal est l'émonctoire prioritaire des cristaux. Puis, nous trouvons les glandes sudoripares de la peau et les muqueuses (estomac, voies respiratoires, voie vaginale...).

> ☝ On n'arrête pas les symptômes, on soulage en dérivant les déchets sur un autre émonctoire.

En conclusion, voici deux tableaux qui vous rappelleront les principes essentiels à propos de la digestion :

En résumé

- La digestion c'est la transformation des aliments en éléments simples, assimilables par nos cellules.
- Les aliments ne sont pas tous digérés au même endroit, par le même organe.
- Attention aux mélanges indésirables ! (voir Chapitre 4 à Association alimentaire).

Voici, en résumé où se passe principalement la digestion :
- amidons bouche, intestin grêle.
- Protéines estomac.
- Graisses duodénum.
- Chaque aliment a un temps spécifique de digestion. Une digestion trop lente ou trop rapide entraîne des fermentations ou putréfactions et produit des poisons endogènes.
- Les poisons véhiculés par le sang peuvent atteindre n'importe quel organe.

- Les organes intoxiqués offrent un terrain idéal aux microbes qui s'y installent.
- Purifier l'intestin, avoir une alimentation saine, c'est se recharger en énergie.

Erreurs courantes

- Trop manger.
- Manger trop souvent.
- Faire de mauvais mélanges.
- Ne pas mâcher.
- Manger en état de stress.
- Consommer des produits toxiques.

LE SYSTÈME RESPIRATOIRE

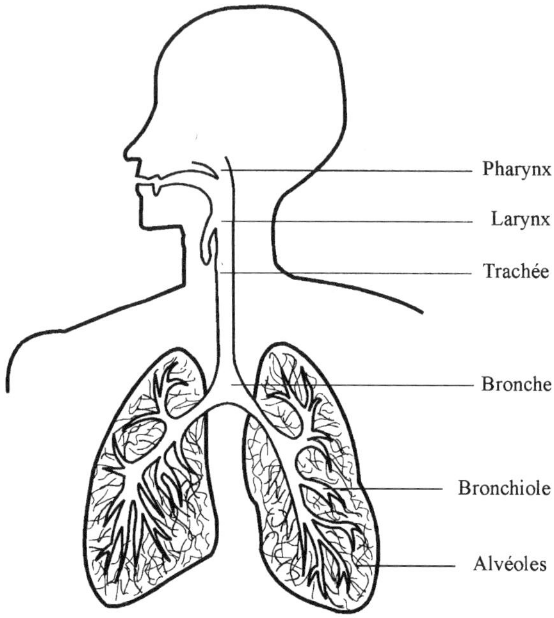

ALVEOLE

1) L'air entre chargé d'oxygène
2) L'air sort chargé de gaz carbonique
3) Entrée du sang chargé de gaz carbonique
4) Sortie du sang oxygéné

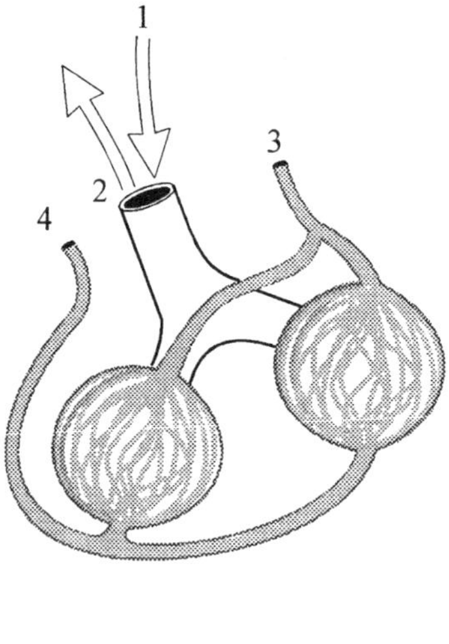

Schéma du système respiratoire

LE SYSTÈME RESPIRATOIRE

Sans oxygène, il n'y a pas de vie. Nos cellules puisent leur énergie dans les combustions intracellulaires. Le sang leur fournit des carburants divers : hydrocarbones, substances azotées, acides gras. Mais il leur apporte surtout de l'oxygène, car tous leurs métabolismes sont basés sur l'oxydation. Notre système respiratoire est une centrale de conditionnement d'air dont nos poumons sont le moteur principal.

Schématiquement, le système respiratoire ressemble à un arbre renversé, où le tronc figure le *pharynx*, le *larynx* et la *trachée*, les branches, les *bronches* et *bronchioles*, les *rameaux*, les *canaux alvéolaires* et le feuillage, les alvéoles (voir schéma).

Les fonctions les plus importantes du système respiratoire sont d'assurer les échanges gazeux, d'apporter de l'oxygène au sang et d'en retirer le gaz carbonique en excès.

Les mouvements de la cage thoracique et du diaphragme (muscle plat qui s'étend comme une coupole entre le thorax et l'abdomen) conditionnent la circulation de l'air dans les poumons. Le sang assure les échanges gazeux, depuis la membrane respiratoire jusqu'aux tissus.

Le traitement de l'air commence dans le nez, dont les poils tapissant les muqueuses retiennent les poussières les plus importantes. Le nez agit également comme un humidificateur, par ses glandes qui, chaque jour, peuvent sécréter jusqu'à un litre de liquide. C'est également à ce niveau que se trouve la première barrière antimicrobienne, sous forme d'une enzyme, le lysozyme, puissant bactéricide contenu dans le mucus nasal, les larmes et la salive.

L'air poursuit son chemin à travers les conduites respiratoires, où les glandes produisent une fine couche de mucus qui retient les poussières les plus fines. Ce système est doté d'un mécanisme "autonettoyant", par les cils microscopiques qui tapissent toute sa surface. Leurs mouvements repoussent les particules vers le haut, en direction de la gorge, par laquelle elles seront crachées. Ainsi, une substance irritante comme la fumée provoquera une sécrétion de mucus au niveau de la gorge qui s'en débarrassera en expulsant l'air comprimé dans nos poumons. Cette quinte de toux est une réaction de défense.

L'air va ensuite traverser les bronches et bronchioles pour aboutir aux sacs alvéolaires. C'est à travers des capillaires très serrés et par différence de pression que le sang va se débarrasser du gaz carbonique et capter l'oxygène en provenance des alvéoles. Celles-ci sont les unités fonctionnelles de nos poumons, sacs miniatures dont le nombre atteint plusieurs centaines de millions. En soixante ans, nous aurons gonflé et dégonflé nos poumons environ cinq cent millions de fois, la plupart du temps, sans même nous en rendre compte.

Cet acte vital peut pourtant être amélioré, notamment par l'exercice physique qui augmente les besoins de nos cellules en oxygène et sollicite davantage nos poumons. Ici, et contrairement à ce que l'on pourrait croire, ce n'est pas l'inspiration, mais bien l'expiration qui va développer notre capacité respiratoire. Nous devons nous habituer à vider totalement et lentement nos poumons. En effet, plus nous expirons d'air et plus nous pouvons en inspirer.

L'amélioration de notre respiration est aussi importante pour notre corps que pour notre esprit, l'oxygène nourrissant nos cellules mentales. Une respiration calme et profonde amène une sensation de plénitude et efface les tensions nerveuses.

LES TROUBLES RESPIRATOIRES

Que l'on parle d'un simple rhume, d'une bronchite, d'une pharyngite, d'une sinusite..., les causes sont très souvent identiques, à savoir la surcharge en toxines sur un tissu ou organe particulier. Il en résulte une inflammation locale, une congestion des muqueuses, suivie d'écoulements. Cette situation favorise la venue des microbes présents dans l'air ambiant et qui, dans nos écoulements, trouvent le terrain idéal pour vivre et proliférer.

Les déchets de notre métabolisme cellulaire et digestif devraient être en principe éliminés sans complications par notre système digestif (foie-intestins). Lorsque, par contre, ce dernier est déficient ou débordé par un sang trop chargé, le relais sera pris par les voies respiratoires qui sont en liaison directe avec l'intestin par la veine porte et deux veinules qui conduisent directement aux artères pulmonaires.

Dans les troubles respiratoires, les déchets sont essentiellement alimentaires et de type colloïdal, à savoir les hydrates de carbone tels que sucres, amidons, féculents et les lipides (graisses). Mais toutes les pollutions, qu'elles soient de nature alimentaire ou atmosphérique (gaz, poussières, tabac...) agressent notre appareil respiratoire et, à la longue, provoquent des lésions de ces organes.

Une remarque générale s'impose : un organisme aux humeurs chargées de déchets sera une porte ouverte aux agressions extérieures, car l'efficacité du système immunitaire sera notablement réduite.

Si vous voulez éviter la plupart de ces troubles, il vous suffit pourtant de changer d'attitude en réduisant les aliments qui produisent des déchets colloïdaux, en éliminant le tabac, en évitant autant que possible les endroits pollués. A cette simple prise de conscience, vous ajouterez la pratique de diverses techniques naturelles.

COMMENT STIMULER LE SYSTÈME RESPIRATOIRE

En voici quelques exemples, dont je traiterai plus abondamment dans le chapitre 7, consacré aux techniques naturelles :

- l'essoufflement, que l'on obtient par une activité physique, sera des plus bénéfiques. Tout le système respiratoire est ramoné par la circulation importante de l'air et les mucosités sont décollées par le mouvement des bronches et des bronchioles. L'exercice physique développe également la capacité respiratoire.
- Les plantes expectorantes, fluidifiantes, balsamiques, béchiques (voir chapitre 7 à phytothérapie).
- L'aromathérapie, les inhalations.
- La réflexologie.
- L'appareil Plent qui fait travailler l'inspiration et l'expiration (voir chapitre 7 à respiration).
- Pour éliminer les mucosités plus facilement, voici une méthode simple : on renverse le buste à partir d'un appui (lit, table...) ce qui les fait remonter des poumons vers la gorge d'où elles seront recrachées.

À ce propos, empêchez vos enfants de renifler, d'avaler leurs mucosités. Faites-les se moucher, cracher. Ne redonnez pas au corps les toxines dont il se libère !

Si nos voies respiratoires sont encombrées de mucosités, si une toux, ou une bronchite traînent, nous allons solliciter d'autres émonctoires pour les décharger. Nous stimulerons le foie, l'intestin ou la peau par des plantes, par voie réflexe, etc.

En résumé

- Le système respiratoire fournit le carburant nécessaire au travail de vos cellules (oxydation).
- Vous pouvez améliorer votre capacité respiratoire par l'exercice physique et le contrôle de la respiration.
- Les troubles respiratoires sont souvent dus aux pollutions alimentaires (colles) et atmosphériques (gaz, poussières, tabac...).
- En épurant votre terrain, vous épurez votre système respiratoire.

LE SYSTÈME RÉNAL

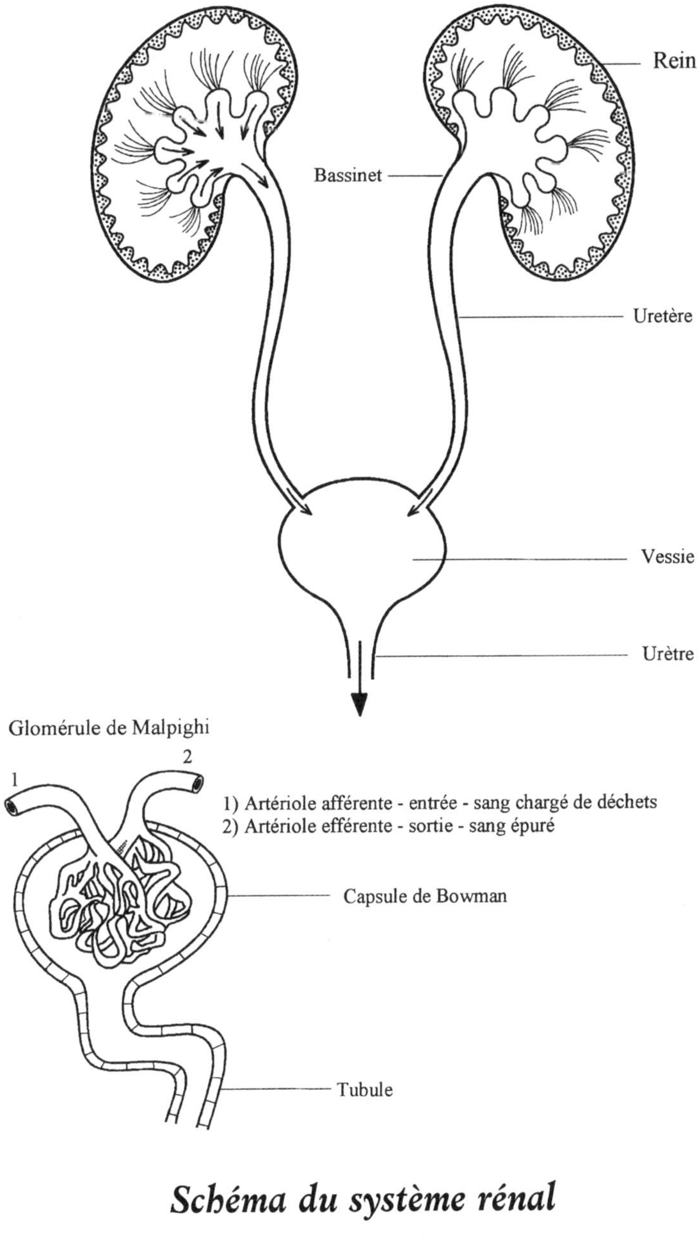

Schéma du système rénal

LE SYSTÈME RÉNAL

Les reins épurent notre sang, éliminent notamment l'urée, l'acide urique et maintiennent notre équilibre hydrique et acido-basique. Leur travail est impressionnant. Chaque jour, ils filtrent près de deux tonnes de sang, soit trois cents fois la masse de notre circulation sanguine. Les déchets se diluent dans l'eau sous forme d'urine qui se rassemble dans des cavités centrales nommées bassinets, puis s'écoule par les uretères dans la vessie, d'où elle sera évacuée par l'urètre (voir schéma).

Le sang est amené aux reins par les artères rénales. Chaque rein compte environ un million de néphrons, qui sont ses unités fonctionnelles, les filtres à proprement parler. Ceux-ci sont composés d'une tête appelée glomérule et d'une queue, le tubule, par lequel l'urine est dirigée vers les bassinets. Les capillaires du glomérule filtrent le sérum sanguin et retiennent les grosses molécules des protéines. Les tubules réabsorbent ensuite les acides aminés essentiels, le glucose, l'eau et les sels minéraux nécessaires à l'organisme. Enfin, ils rejettent les déchets (acide urique, urée, sels usés...) et l'eau à raison d'environ 1,5 litres par jour, soit en moyenne cinq mictions puisque la vessie a une contenance d'environ 300 ml.

Ces données ne sont toutefois pas un critère suffisant en soi puisque, comme nous l'avons vu, la fonction du rein est de filtrer le sang. C'est donc avant tout la nature de l'urine, sa teneur en déchets qui seront déterminantes. La couleur nous renseigne à ce sujet. Une teinte jaune-or traduira une bonne élimination. Une urine foncée sera le signe d'une épuration massive de toxines, d'une réaction de défense, de désintoxication de l'organisme ou d'une présence d'infection. A l'inverse, une teinte pâle dénotera une absence de déchets, soit une épuration insuffisante. Il est à relever que, contrairement à ce que l'on pense habituellement, le fait de consommer des quantités importantes de liquide n'aide pas à éliminer les toxines, mais tout au plus les dilue, rend les urines plus claires et plus abondantes. Le fait de boire excessivement (plus de 1,5 l/jour dans des conditions normales), fatigue nos reins inutilement. Faisons attention à certains slogans du genre : "Buvez Éliminez", qui n'ont d'autre but que celui de nous faire acheter certains produits. Ne soyons pas naïfs : le fait d'ingérer un liquide ne suffit pas en soi à nous purifier, à déloger certains déchets profondément incrustés.

Souvenez-vous que la qualité de votre élimination dépend de deux facteurs essentiels :

- l'état de vos reins,
- l'état de votre terrain.

La sécrétion rénale dépend entre autres de la circulation et de la pression sanguines. Lorsqu'elles sont importantes, l'émission d'urine augmente sensiblement. Les causes sont variées : l'absorption d'une quantité importante de liquides, l'émotion, le froid (vaso-constriction superficielle et accumulation du sang dans les gros vaisseaux), l'exercice physique stimulent les reins, alors qu'au contraire une prise insuffisante de liquides, la sudation (vaso-dilatation superficielle), une forte hémorragie, des diarrhées répétées vont limiter la fonction rénale.

LES TROUBLES RÉNAUX

Voici quelques exemples de troubles rénaux.

- ***Les calculs*** représentent une des affections les plus courantes. Il s'agit de la cristallisation des sels minéraux et de l'acide urique, provenant essentiellement d'une alimentation trop riche en sels et en protéines, ainsi que d'une insuffisance rénale.

- ***La néphrite***, ou inflammation du rein, qui peut se localiser à divers endroits, fait suite à une intoxication due aux substances nocives que nous absorbons (molécules de synthèse, additifs alimentaires, pesticides, tabac...) et aux poisons endogènes (déchets des métabolismes digestif et cellulaire) qui encrassent nos reins et peuvent même provoquer certaines lésions. Ces toxines, déjà difficiles à filtrer, vont non seulement diminuer notre capacité rénale, mais également s'accumuler dans le sang qu'elles vont, à son tour, polluer.
  La néphrite peut être également due à une infection bactérienne provenant généralement d'un foyer éloigné, tel qu'on en rencontre dans les angines, rhino-pharyngites, scarlatines, fièvres typhoïdes... Une néphrite mal soignée peut devenir chronique et, dans les cas les plus sérieux, donner lieu à une urémie.

- ***L'urémie*** (augmentation pathologique de l'urée dans le sang) est de loin l'affection la plus grave, car elle aboutit à un empoisonnement général qui entraîne la mort au bout de quelques jours.

Cet énoncé vous renvoie à nouveau à l'état de votre terrain et à la nature de ce que vous consommez. Mais, comme toujours, il relève de votre manière d'être en général. La sédentarité est l'une des causes de l'insuffisance rénale. Le café, le thé, le chocolat, la viande rouge surmènent le système rénal qui doit éliminer l'excès de toxine et d'acide urique qu'ils produisent. Le tabac, quant à lui, fatigue et agresse vos reins, car la nicotine s'élimine par eux.

COMMENT STIMULER VOS REINS

Il va sans dire que vous devez rechercher les moyens naturels, ceux qui préservent votre organisme tels les diurétiques végétaux. Les produits chimiques sont à éviter car ils perturbent votre équilibre minéral, ont une action toxique sur votre corps en général et sur vos reins en particulier. Pour activer les reins vous pourrez encore faire appel à la réflexologie, à l'exercice physique.

Il est à noter que, comme le foie, les reins ont besoin d'une température idéale (environ 40°) pour fonctionner d'une manière optimale. Une bouillotte placée dans le dos ou un bain chaud auront ainsi une action bienfaisante.

Le système rénal est un émonctoire prioritaire des cristaux. Sa dérivation se fera par la peau que vous stimulerez notamment par la sudation (rappelons que la sueur est comparable à de l'urine diluée). Plusieurs techniques s'offrent à vous : plantes sudorifiques, exercice physique, bains chauds, sauna... (voir chapitre 7).

En résumé

- Les reins épurent votre sang et en évacuent les déchets sous forme d'urine à raison d'environ 1,5 l/jour.
- Les reins maintiennent votre équilibre hydrique et acido-basique.
- Un bon fonctionnement des reins se traduit par une urine jaune-or.
- La sécrétion rénale dépend de la pression et de la circulation du sang.
- Les troubles rénaux proviennent de l'intoxication ou de l'infection.
- La stimulation rénale se fait principalement par des diurétiques naturels, par l'exercice physique.

LE SYSTÈME CUTANÉ

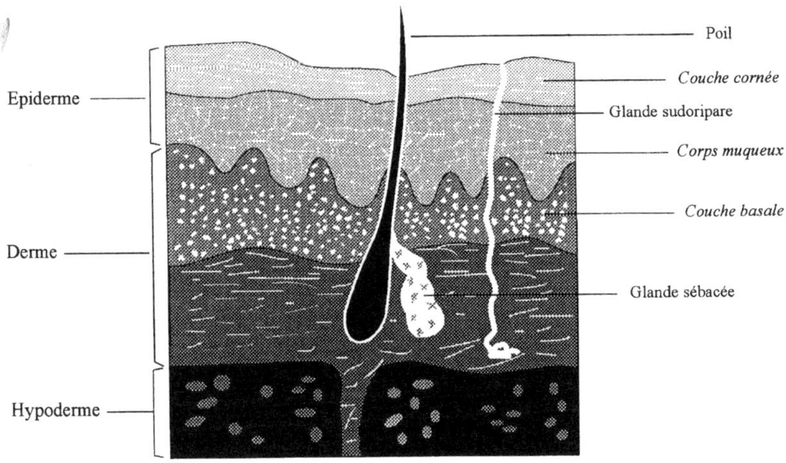

Schéma du système cutané

LE SYSTÈME CUTANÉ

Notre peau est bien plus qu'une enveloppe qui nous protège des chocs, des microbes, des substances toxiques. Elle est un réservoir d'eau, de sang, de graisse qu'elle peut stocker et restituer lorsque l'organisme en a besoin. A côté de cela, elle joue le rôle de thermostat, dilatant ou contractant ses vaisseaux pour régler l'action thermique du sang. Son rôle épuratoire par les glandes sudoripares, sébacées et la couche basale est majeur. Mais elle est également un organe d'absorption. Faites l'expérience suivante : frottez-vous la plante du pied avec une gousse d'ail. Quelques heures plus tard, vous remarquerez que votre haleine a pris une odeur d'ail. Cela vous montre à quel point la peau se nourrit des substances avec lesquelles elle entre en contact. Sans oublier que la peau est le siège du toucher. Ses millions de petites terminaisons nerveuses, par leur sensibilité à la pression, au froid ou à la chaleur, à la douleur... nous restituent toute la richesse du monde extérieur. Sans oublier sa fonction épuratoire, par les glandes sudoripares, sébacées et la couche basale, dont je traiterai plus loin.

Trois parties distinctes constituent la peau :
- l'épiderme (couche superficielle),
- le derme (couche médiane),
- l'hypoderme (couche profonde).

L'épiderme est la partie protectrice de la peau. Ses cellules sont élaborées dans la couche basale. Les facultés de l'épiderme sont aussi nombreuses que remarquables : agent défenseur par excellence, il est capable de s'adapter aux contraintes extérieures. Lorsque certaines parties de la peau sont très sollicitées (mains, pieds...), elle s'épaissit pour accentuer sa résistance. L'épiderme dispose d'un système d'autoréparation surprenant. En cas de blessure, ses cellules se mettent à proliférer, comblant rapidement la plaie. Sa régénération est permanente ; les cellules cutanées se renouvellent continuellement dans la couche basale. Celles qui sont mortes, déshydratées, remontent à la surface pour former la couche cornée, protectrice (exfoliation). Nous en avons un exemple dans les pellicules du cuir chevelu. Cet endroit est richement pourvu en glandes sébacées. Un excédent de pellicules ou de sébum pourra indiquer une élimination de déchets colloïdaux. Ici, l'émonctoire cutané prend le relais d'un intestin/foie débordé ou déficient. L'épiderme a également une action détoxiquante, isolant les poisons au moyen de ses cellules qui les évacuent en surface. Notez que la couche basale contient plus d'enzymes que les intestins !

Mais ce n'est pas tout ! La transformation des atomes, comme la synthèse de la vitamine D à partir du cholestérol et sous l'influence des ultraviolets, représente un aspect pour le moins étonnant de ce tissu, ô combien précieux.

Le derme est le siège d'une activité épuratoire. C'est là que sont éliminés les déchets de notre métabolisme cellulaire et digestif. Il est l'un des émonctoires les plus complets, puisqu'il est capable de traiter à la fois les déchets cristalloïdaux (sels) par ses glandes sudoripares et colloïdaux (amidons, graisses) par ses glandes sébacées.

Les glandes sudoripares réagissent à la chaleur en produisant de la sueur (environ 1 l/24 h à 20°). Celle-ci est comparable à de l'urine diluée, car elle contient de l'eau, de l'urée, de l'acide urique, des sels usés... Mais la transpiration joue également le rôle de thermostat, rafraîchissant l'organisme par évaporation.

Les glandes sébacées réagissent à l'effort physique, sécrétant des matières grasses appelées sébum, dont le rôle principal est d'assurer la lubrification de la peau.

L'hypoderme est la banque de notre peau. Constitué en grande partie de cellules adipeuses, il stocke les graisses en vue de leur utilisation. Mais il peut également recueillir des déchets. C'est là, notamment, que se loge la cellulite (toxines plus excédent de graisses).

LES TROUBLES CUTANÉS

Si les maladies de la peau représentent un danger moindre pour notre organisme, elles n'en demeurent pas moins pénibles. Nous regroupons leurs manifestations (douleurs, démangeaisons, écoulements) sous le vocable de dermatoses.

Les problèmes hormonaux et nerveux sont souvent mis en cause, mais nous nous trouvons aussi face à des éliminations de toxines. En allopathie, on les traite en surface pour supprimer les symptômes (inflammations, éruptions). Si cette méthode procure un soulagement local, elle fait par contre preuve d'une méconnaissance totale de notre physiologie, puisqu'elle ferme notre émonctoire et qu'elle refoule les toxines en profondeur. Elle contrecarre ainsi notre système de défense et expose à la récidive. Il semble pourtant logique que des troubles du type eczéma sec, prurit, dus bien souvent à une consommation excessive d'aliments salés et protéiques (viandes, charcuterie...), ne peuvent être efficacement traités que par la réduction, voire la suppression de ces aliments. La même remarque vaut pour les troubles (sinusite, séborrhée, furonculose, abcès...) dus aux déchets colloïdaux, dont l'origine provient encore d'une consommation excessive en amidons, féculents, sucres et graisses, et bien sur tous les produits chimiques contenus dans toute notre alimentation.

déchets colloïdaux

→ féculents, amidon, sucre, graisse
+ produits chimiques

COMMENT STIMULER LA PEAU

Le but est de favoriser l'activité des glandes sudoripares et sébacées. Le meilleur moyen est de réchauffer le corps pour obtenir une sudation. Encore une fois, l'exercice physique sera une technique privilégiée car il agira en profondeur et sur les deux types de glandes cutanées, stimulant l'élimination de la sueur et du sébum.

Les autres moyens sont :
- le sauna, hammam, les bains et enveloppes chauds,
- les plantes sudorifiques (voir Chapitre 7 à Phytothérapie),
- les frictions cutanées (augmentent la circulation et facilitent l'exfoliation des cellules mortes),
- les massages,
- la réflexologie,
- l'exposition au soleil.

Notez que si l'exposition au soleil est bénéfique pour l'ensemble du corps, certaines précautions doivent être prises (éviter les heures agressives, limiter le temps d'exposition, se protéger...) pour ne pas inverser les effets et causer un vieillissement prématuré de la peau. Sachez que, même à l'ombre, le bain de lumière sera utile (voir chapitre 7 à rayon).

La peau pourra aussi être utilisée pour soulager certaines douleurs, telles que tendinites, arthrites... Vous appliquerez un cataplasme à la moutarde vendu en pharmacie), qui fera affluer le sang et remonter les déchets vers la surface (éviter les endroits sensibles : visage, gorge...) sous la marque Rigollot. Afin d'alléger la peau, vous pourrez dériver les déchets sur des émonctoires disponibles, à savoir :

- les reins pour les substances cristalloïdes (sels),
- le foie/intestins pour les substances colloïdales (colles).

Sachez aussi que le psychisme a son importance particulière, le cerveau étant de la même origine embryonnaire que la peau.

La peau est un organe infiniment précieux, résistant et adaptable. Par ses millions de terminaisons nerveuses, elle nous parle, nous transmet les messages du monde extérieur et intérieur, recueille la tendresse. En comprenant son langage, en saisissant sa nature, nous la préserverons et nous pourrons tirer partie de ses innombrables qualités.

En résumé

La peau a plusieurs fonctions :
- protectrice,
- thermorégulatrice,
- sensorielle,
- épuratoire.

La peau a la capacité de :
- s'adapter à l'extérieur,
- se renouveler,
- s'auto- réparer,
- stocker les graisses,
- modifier les atomes,
- évacuer les toxines.

Votre peau capte l'oxygène, l'eau, la lumière solaire.

Les affections cutanées proviennent souvent de l'excédent de substances colloïdales et cristalloïdales.

Les affections cutanées sont essentiellement traitées par :
- une réforme alimentaire,
- une psychothérapie,
- des drainages (plantes, soleil, sauna...)

Chapitre 4

L'ALIMENTATION

EN ABORDANT ce chapitre, ô combien important, vous allez peut-être vous attendre à un plan d'austérité. Qui dit régime ne fait-t-il pas automatiquement penser à privations ? Rien ne saurait être plus faux dans le sens où le régime est synonyme de qualité ! La richesse d'un produit frais, naturel, ne se réduit pas à un apport vital à votre corps, il vous offre aussi toute sa saveur.

☝ Rien ne remplace une hygiène alimentaire !

L'alimentation étantl'une des sources principales de notre énergie, le carburant de base de nos cellules, elle doit être de qualité. Pour en saisir l'importance, prenons l'exemple de notre voiture. Celle-ci avance grâce à un moteur. Si on lui donne un mauvais carburant, il fonctionnera mal. Il en est de même pour nos cellules qui sont le moteur premier de notre corps.

Actuellement, nous avons les moyens de produire des carburants non polluants, tout comme d'avoir une alimentation saine. Leur développement est toutefois limité pour des raisons commerciales. Le pétrole, l'industrie alimentaire sont des piliers de l'économie mondiale et, pour l'un comme pour l'autre, c'est la quantité vendue qui prime. Que le produit soit sain ou polluant pour l'environnement, pour notre organisme, passe de ce fait au second plan.

Les conséquences de ce laisser-aller sont pourtant visibles et suffisamment inquiétantes. Si, dans nos sociétés évoluées, on voit autant s'accroître les troubles alimentaires, cardio-vasculaires ou nerveux, que l'on y ait autant recours aux anti-dépresseurs, aux excitants ou aux drogues, c'est que *nos sociétés sont malades.* L'environnement malsain, une nourriture déséquilibrée et toxique aboutissent à cette absurdité : *nous sommes sous-alimentés et carencés au sein même de notre abondance !*

Le chiffre d'affaires réalisé dans le domaine des produits liés aux troubles alimentaires suffit à justifier ce malaise. On ne compte plus les boîtes d'oligo-éléments, vitamines, minéraux, les pastilles digestives, les produits basses calories que l'on réinvente tous les jours...

Ce gaspillage de richesses, cette fausse abondance, cette recherche de solutions, de produits-miracles ne sont que l'aveu d'un échec.

La conclusion s'impose : *nous devons donner à notre nature ce qu'elle exige !*

☝ Respecter son environnement c'est se respecter.

☝ Environnement sain + corps sain + esprit sain = qualité de vie.

Nos besoins alimentaires se définissent de la manière suivante :

- protides (protéines) ⟶ pour nos tissus plastiques,
- glucides (sucres, amidons) ⟶ comme apport énergétique,
- lipides (graisses) ⟶ pour nos réserves,
- oligo-éléments, vitamines, minéraux, enzymes, hormones (indispensables au bon fonctionnement général) ⟶ comme catalyseurs de métabolismes.

Tous ces éléments se trouvent dans les aliments naturels que nous consommons. La répartition idéale dans un climat tempéré serait approximativement celle-ci :

- protides (œufs, laitages, protéines végétales...) : 20 %,
- glucides (amidons, sucres...) : 20 %,
- végétaux (légumes, fruits) : 60 %.

Attention ! Les lipides, vitamines, oligo-éléments, minéraux, enzymes, hormones ne figurent pas dans le tableau qui précède. La raison en est qu'ils se trouvent déjà dans les protides, glucides, végétaux. Nous trouvons des lipides ou graisses dans les viandes, les laitages, les fruits oléagineux comme les olives, les amandes, etc. Les légumes et les fruits contiennent des vitamines, oligo- éléments, minéraux, enzymes et hormones en quantité importante.

Si, maintenant, nous nous plaçons sous l'angle des calories, nous estimons nos besoins quotidiens moyens à 2 200 Kcal. Ce chiffre est toutefois relatif, l'apport calorique dépendant essentiellement de nos dépenses énergétiques, de notre constitution et du climat.

À savoir :

- 1 gr protides = 4 Kcal,
- 1 gr glucides = 4 Kcal,
- 1 gr lipides = 9 Kcal.

Appuyons-nous sur ce qui précède et comparons-le à nos habitudes alimentaires ! Plusieurs constatations s'imposent.

- Nous nous suralimentons et nous consommons des aliments toxiques.
- Nous prenons des excitants.
- Nous mélangeons les aliments.
- Nous consommons des aliments dévitalisés.

SURVEILLER SON ALIMENTATION

De quels aliments se méfier

Que l'on abuse de certains aliments ou que l'on prenne un peu de tous, ils peuvent représenter certains dangers. Quels sont ces aliments dont la consommation nuit à notre métabolisme et pourquoi ? Au moment où les régimes, les cures amaigrissantes et les produits-miracles rivalisent sur le marché, cette question me semble capitale.

Pour y répondre, faisons une incursion dans les trois catégories alimentaires : protides, glucides, lipides.

Les protides (protéines)

Nous avons vu que les protéines répondaient à nos besoins plastiques. Dans la digestion, elles sont transformées en acides aminés qui vont servir à la croissance et au renouvellement de nos cellules.

Pourtant, les besoins de l'organisme sont minimes* et ses possibilités de stocker les acides aminés, pratiquement nulles. Tout abus de protéines va donc devenir toxique en augmentant le taux d'urée et d'acide urique dans le sang, ou va fatiguer, scléroser nos émonctoires par un travail intense d'élimination. En règle générale, la consommation abusive de protéines surexcite les nerfs, rend agressif, provoque des tensions nerveuses et musculaires, nuit à la relaxation et au sommeil et favorise l'apparition des maladies arthritiques par leur production d'acidité.

Attention ! Sur la viande se développent des cadavérines néfastes à la flore intestinale.

---

* *Environ 1gr/kilo de poids, soit, pour 60 kilos, 60 grammes/jour. En fait la moitié suffit.*

Quels aliments contiennent des protéines ?

La viande, le poisson, les laitages, les œufs, céréales, légumineuses... Voici une liste des aliments riches en protéines. Allant des moins polluants aux plus polluants, son ordre est approximatif.

La qualité des produits joue bien entendu un rôle essentiel.

- Fruits oléagineux (amandes, noisettes, noix...).
- Champignons (légumes contenant des protéines).
- Fromages (chèvre de préférence).
- Œufs.
- Coquillages (huîtres, moules, coquilles saint-Jacques...).
- Légumineuses* (lentilles, haricots, soja, pois...) qui contiennent aussi des hydrates de carbone, d'où digestion plus difficile.
- Poissons (les blancs sont plus digestes que les rouges),
- Crustacés (crabe, langouste, crevettes, homard, écrevisses...).
- Viande blanche.
- Viande rouge.
- Abats (foie, cervelle...).
- Levures.
- Charcuterie (protéines dans corps gras, donc très indigeste).

* *Les légumineuses doivent être mélangées à 20% de céréales afin d'apporter les 21 acides aminés nécessaires à l'organisme. Prises seules, elles seraient carencées en protéines utiles au renouvellement des tissus.*

Les glucides (amidons, sucres)

Transformés en glycogène et stockés au niveau du foie et des muscles, les sucres nous fournissent le carburant, l'énergie pour le fonctionnement de notre organisme. La famille des glucides est nombreuse. Leur efficacité varie et, à doses importantes, leur consommation peut nuire à notre santé.

Au cours de la digestion, le sucre donne lieu à des dérivés toxiques, dont divers acides (acide pyurivique, acide lactique...). En dose normale, ils sont oxydés et transformés en énergie. Par contre, en trop grande quantité, ils ne sont plus oxydés et viennent nous polluer. Nos humeurs, sang et lymphe, s'épaississent et leur circulation se ralentit. Les organes se congestionnent et les parois cellulaires s'abîment. Notre organisme se déminéralise car il doit puiser dans ses réserves minérales pour lutter contre l'acidité du terrain (favorisant les maladies arthritiques).

Une consommation trop importante de glucides cause aussi des carences en vitamines, en oligo-éléments. Les excédents de sucre se transforment également en graisses.

Il convient quand même de faire une distinction essentielle entre les sucres raffinés, qui ont perdu leurs oligo-éléments et vitamines et nous encrassent, et les sucres naturels comme celui de canne, les sucres des fruits ou du miel, ceux des céréales complètes. Malheureusement, la consommation des sucres raffinés ou industriels dépasse largement celle des sucres naturels.

Quels aliments contiennent des glucides ?

Des moins aux plus polluants (selon les principes évoqués plus haut).

- Fruits, légumes.
- Sucre non raffiné complet, jus de canne à sucre.
- Miel (produit vivant ayant vite tendance à fermenter avec d'autres aliments. Le prendre seul, ou par exemple avec une infusion et éventuellement avec des fruits aqueux (fraises, framboises...).
- Fruits amidonnés (bananes, châtaignes...).
- Céréales complètes.
- Riz;
- Farine et pain, pâtes, pommes de terre.

- Sucres raffinés.
  - confitures ;
  - biscuits ;
  - chocolat ;
  - sucreries, pâtisseries.

Les lipides (graisses saturées et insaturées)

À la fois énergétiques et constructeurs, les corps gras sont très utiles à notre organisme. Insaturés, ils se métabolisent facilement et ont un rôle important car ils entrent dans la structure des membranes cellulaires. Il en est tout autrement des acides gras saturés, qui sont difficiles à métaboliser et s'accumulent de ce fait dans nos tissus. Ce sont ces derniers qui provoquent l'obésité, la cellulite, les troubles cardio-vasculaires (obstruction des parois de nos vaisseaux sanguins). Nous trouvons des acides gras aussi bien saturés qu'insaturés dans tous les aliments contenant des graisses. La proportion des graisses saturées domine dans les aliments d'origine animale (viande, laitages...) et celle des graisses insaturées dans les végétaux (fruits oléagineux) et les poissons.

Une cuisine à base de beurre, de sauces va nous encrasser. La surchauffe rendra les graisses toxiques, cancérigènes.

N'oubliez pas de ne jamais utiliser les huiles de première pression à froid pour la cuisson mais après seulement, afin que leurs valeurs nutritives ne soient pas dénaturées par la chaleur.

Conseil! Les acides gras insaturés sont des anti-inflammatoires naturels. Pensez-y en cas de rhumatismes, d'allergies...

Quels aliments contiennent des lipides ?

Voici une liste des moins polluants aux plus polluants.

- Fruits oléagineux, huile non raffinée, de première pression à froid.
- Avocat, olives.
- Fromage (chèvre de préférence).
- Crème.
- Beurre...

graisse saturée —> viande (aliments d'origine animal)

graisse insaturés —> oléagineux

En résumé

Aliments	Qualités
- Légumes, fruits :	vitalisants, nettoyants.
- Farineux, pâtes, céréales, pain, pommes de terre, châtaigne, sucre, miel... :	énergétiques, calorigènes.
- Protides : œufs, fromage, fruits oléagineux... :	réparateurs, favorisent la croissance, énergétiques.
- Lipides : graisses, huiles végétales et animales :	énergétiques, calorigènes constituent les réserves.

QUELQUES PARTICULARITÉS DES ALIMENTS

Les viandes

Elles causent des déchets car leurs cellules ont de gros noyaux. Leur dégradation exige un travail digestif important et ils produisent beaucoup d'acide urique et d'urée. De plus, les produits toxiques provenant de l'environnement pollué que l'animal a absorbés en se nourrissant se concentrent dans sa chair. A noter que les viandes blanches sont moins toxiques que les rouges.

Les lipides (graisses, huiles)

Attention aux huiles raffinées qui subissent des transformations chimiques, sont chauffées, perdent leurs vitamines et contiennent des résidus toxiques. L'huile raffinée est une huile morte qui a perdu toutes ses qualités nutritives. Elle facilite l'apparition du cholestérol, de l'athérosclérose...

L'huile biologique de première pression à froid provenant des végétaux comme l'olive, l'avocat, le germe de blé, le carthame, le colza, les noix, la caméline... sera bien assimilée par notre organisme (sans excès bien sûr, car, comme toujours, trop est mauvais en tout !)

Les amidons

La lenteur de notre digestion fait fermenter les amidons. Leur consommation abusive charge le sang et produit des déchets colloïdaux qui provoquent des troubles d'écoulement comme par exemple, les affections respiratoires... Le froid agressant nos muqueuses, nous sommes plus sujets aux rhumes, bronchites en hiver. Mais c'est aussi à cette époque que nous consommons plus d'amidons car leur digestion fournit de la chaleur, alors que nous devrions plutôt privilégier les endroits chauds, les bains chauds, pour éviter leur excès.

Les céréales

Les céréales (orge, sarrazin, maïs, avoine, millet, seigle...) contiennent des glucides et un peu de protéines. Crues, en germination, elles développent tout le potentiel nutritif des graines qui débordent d'énergie. Tous les minéraux, vitamines, enzymes et autres substances nutritives qu'elles contiennent sont disponibles pour le corps. Se digèrent facilement et facilitent la digestion.

En les cuisant on détruit l'essentiel de leur charge vitale (une graine cuite ne fera jamais pousser une plante, ce qui donne lieu à penser qu'une charge vitale existe dans le cru).

Les légumineuses

Les légumineuses fèves, haricots, lentilles, pois, soja...) contiennent beaucoup de protéines et aussi des hydrates de carbone. Crues (germées), elles nous apportent une grande quantité de vitamines, minéraux, oligo-éléments, enzymes.

Un conseil : si vous les consommez cuites, trempez-les préalablement pour diminuer leur temps de cuisson. Faire tremper une douzaine d'heures, jeter l'eau de trempage car elle a absorbé leur gaz et cuire à feu très doux.

L'association légumineuses-céréales apporte les 21 acides aminés nécessaires à votre organisme si vous ne consommez pas de protéines animales.

Les œufs

Ils ont un pouvoir nutritif important. Le jaune contient du cholestérol qui sera bien assimilé par nos cellules lorsqu'il est consommé cru.

Le blanc cru, par contre, contient de l'avidine qui détruit la vitamine B1 (biotine). Il est préférable de le cuire légèrement. Ma préférence va à l'œuf coque ou l'œuf poché, à peine cuit, dans une eau frémissante.

Le lait de vache

Il est difficile à digérer. Lui préférer le lait de soja, d'avoine, d'amande...

Les fibres

Elles ne sont rien d'autres que la cellulose qui est en fait le "squelette" du légume, du fruit ou de la céréale. Il ne sert à rien d'acheter des boîtes de fibres qui coûtent cher, il suffit de manger des légumes, des fruits ou des céréales complètes qui vous fournissent la cellulose, dont le but est de vous aider à éliminer. De plus, la cellulose piège certains poisons intestinaux et substances indésirables.

EXCITANTS, MÉLANGES, ALIMENTS DÉVITALISANTS

Nous prenons des excitants qui créent une euphorie artificielle et nous rendent dépendants. Pour nous doper, pour faire face à la tension nerveuse ou au surcroît de travail, nous consommons du café, du thé, du tabac, de l'alcool, du cola... contenant des alcaloïdes. Ces substances toxiques procurent des sensations agréables sur le moment, par le coup de fouet qu'elles exercent sur nos fonctions. En fait, ce dernier correspond à un rejet, une mobilisation de notre corps qui tente de s'en débarrasser au plus vite, puisqu'il s'agit de poisons. Dès lors, il est normal de ressentir un coup de pompe une fois que l'effet dopant se sera estompé et que notre corps ressentira la fatigue de ses efforts. Il faut bien comprendre que ces produits ne nous donnent aucune énergie mais, au contraire, nous en prennent. Le coup de pompe en est bien la preuve et nous devrions écouter son message au lieu de le dissimuler avec un nouvel excitant. Il est évident, qu'à la longue, ces pratiques conduisent à un véritable épuisement de notre organisme.

Citons, à titre d'exemple, les effets de quelques produits.

- L'alcool détruit l'enveloppe cellulaire (faite de phospholipides), le foie, les vitamines et cause l'artériosclérose...
- Le tabac détruit les cellules nerveuses, le foie, les vitamines, sclérose les reins, aboutit au cancer...
- La caféine, théine, le cacao, le cola sont des excitants qui épuisent le foie, les reins, les nerfs, augmentent le taux d'acide urique et aboutissent à des maladies rhumatismales...

Tous ces produits perturbent notre digestion, agressent nos muqueuses, épuisent nos glandes et, à la longue, peuvent avoir un effet cancérigène.

Notez que les deux causes principales de mortalité par le cancer sont le tabac et l'alcool.

Nous mélangeons les aliments. Nos repas ne tiennent absolument pas compte des principes digestifs. Une idée fausse, celle de manger de tout pour ne manquer de rien, est à la base de bien des erreurs alimentaires. On regarde trop souvent à la variété sans se soucier de la digestibilité. Dans la partie consacrée au système digestif, nous avons vu que les mélanges ralentissaient la digestion, provoquaient des poisons par fermentation ou putréfaction intestinale. De ce fait, nous n'assimilons plus les valeurs nutritives et nous devenons carencés.

Ajoutons à cela qu'un mauvais repas (trop abondant, mélanges, alcaloïdes...) augmente notre taux de leucocytes pour neutraliser les poisons et de ce fait fatigue notre système immunitaire.

Nous consommons des aliments dévitalisés. La cuisson détruit les propriétés vitales. La chaleur dénature les vitamines, les enzymes, les minéraux et les hormones. Tous les aliments (protides, glucides, lipides) perdent une grande partie de leurs qualités nutritives, leurs molécules éclatent et se carbonisent. Le barbecue en est un bon exemple. Les aliments brûlés par les flammes et les braises dégagent des benzopyrènes (goudrons toxiques) que l'organisme n'assimile pas et qui peuvent être cancérigènes.

De même, les conserves, les aliments pasteurisés, stérilisés sont dévitalisés car ils ont subi un échauffement et perdu une grande partie de leurs catalyseurs.

Le raffinage industriel (farine, sucre, pain, riz blancs, huiles...), par ses préparations et son conditionnement, dévitalise les aliments.

Prenons la farine comme exemple. Nous pouvons dire qu'elle a un pouvoir commercial hors pair, puisqu'elle se vend trois fois ! Sous forme de farine blanche, de germes de blé (qui lui ont été ôtés) et de fibres. En effet, la consommation de cette farine blanche entraîne des constipations et des carences. Pour combler les carences en vitamines, on va prendre des germes de blé et, pour accélérer le transit et arrêter la constipation, on aura recours aux fibres, celles du son enlevées à la farine. Avouez que c'est paradoxal !

BIEN S'ALIMENTER, UN ART DE VIVRE

Les fruits et les légumes sont les aliments les plus digestes. Ils contiennent les fibres et celluloses naturelles, bien plus douces que les celluloses des céréales qui peuvent irriter les muqueuses intestinales.

L'Académie de médecine a affirmé que la consommation quotidienne de fruits et de légumes diminuait la survenue du cancer. Alors, ne vous en privez pas! Vous pouvez leur ajouter des protéines sous forme de fromage blanc, d'œufs, des coquillages ou des poissons blancs.

On se nourrit souvent par habitude ou pour compenser des manques. Prenez conscience de votre corps, de votre manière de vivre et faites quelque chose pour votre santé ! Votre réforme alimentaire pourra être progressive. Si vous consommez de la viande chaque jour, vous pourrez, dans un premier temps, vous limiter à deux fois par semaine et remplacer la viande rouge par la viande blanche qui est plus digeste. Si vous consommez du sucre blanc, remplacez-le par du sucre complet, plus naturel. Diminuez ou, mieux : *supprimez* l'alcool, le tabac, le café, le thé, le cacao, cola, tous les excitants !

Notez que vous pouvez remplacer le café par le décaféiné, la chicorée ou des succédanés à base de céréales biologiques. Prenez du déthéiné ou des boissons à base de plantes. (menthe, verveine, oranger, thym...) Remplacez le cacao par la caroube, le cola par des jus de fruits naturels. Plus de whisky, de rhum... mais des cocktails de jus de légumes et de fruits, pleins de vitamines et de minéraux! Quant au tabac, ce n'est pas un aliment ; il n'apporte aucun élément nutritif et c'est un voleur de vitamines. Il faut donc l'éliminer.

Souvenez-vous : un peu plus un peu plus un peu... finissent par donner beaucoup. Toutes vos bonnes actions donneront un résultat positif. Par contre, l'addition de toutes vos erreurs, même celles qui semblent insignifiantes (café plus cigarette plus alcool...) aboutira fatalement à un mal-être.

Une "réforme alimentaire" ne doit pas vous inquiéter. Je dirais que c'est avant tout votre état d'esprit, votre façon de voir les choses qui doit changer. Celle-ci passe par trois points essentiels.

- Se responsabiliser.
- Cesser d'être passif.
- Être logique.

Se responsabiliser

Nous n'avons qu'une santé. Celle-ci nous appartient et dépend de notre comportement. Nous devons nous informer, connaître les causes et les effets. Rappelez-vous pourquoi la viande est moins digeste que les légumes, quels effets les excès de glucides ont sur votre organisme, pourquoi le café, l'alcool freinent-ils la digestion... Une alimentation bien équilibrée, biologique, crue, suffit souvent à guérir des affections dues essentiellement à un encrassement de vos humeurs.

L'alimentation est à la fois votre carburant et la source principale de vos déchets. C'est sur elle que vous devez concentrer vos efforts.

> ☝ Se responsabiliser c'est adapter son comportement à ses impératifs physiologiques.

Cesser d'être passif

Quand je pense à la *somme* de produits nocifs que l'on arrive à nous faire avaler, je ne peux m'empêcher de nous traiter de "consommateurs" car nous sommes à la fois les victimes et les complices de la société de consommation. Par notre passivité, nous entretenons un système qui abuse de nous. En nous informant sur la nature et la provenance de nos aliments, en exigeant des aliments sains, biologiques, nous œuvrons pour le vrai progrès, celui de la qualité.

Les produits naturels deviennent visibles sur le marché. Ce n'est pas un hasard, l'offre suit la demande. Plus cette dernière sera importante et plus le choix et le prix deviendront intéressants. N'hésitez pas à vous renseigner, réclamer des produits biologiques, naturels, même dans les super-marchés. Persévérez et parlez-en à vos amis : l'union fait la force !

Sachez lire les étiquettes (teneurs en additifs, colorants, stabilisateurs, conservateurs, OGM, aliments aseptisés par irradiation...) afin d'éviter les produits néfastes à votre santé !

Soyez un *consommateur respecté* !

> ☝ Exiger des produits sains, biologiques, respecter votre environnement, c'est vouloir une qualité de vie.

Être logique

Les principes de la naturopathie ne sont pas de simples théories parmi tant d'autres. Ils sont le fruit d'une longue expérimentation et tiennent compte des lois immuables de la nature. Vous devez vous méfier des théories "révolutionnaires", des publicités tapageuses, des produits-miracles. Leur but est avant tout commercial. Une fois pour toutes, le produit-miracle n'existe pas ! Cela se saurait et il n'y aurait plus de malades ! Le miracle est en vous, dans la capacité de votre organisme à s'autoguérir.

Méfiez-vous également de la logique passionnelle. Lorsque vous aimez quelque chose, vous lui trouvez toujours des qualités en oubliant les défauts qui, bien souvent, sont plus importants. Si vous êtes amateur de chocolat, vous allez justifier vos goûts en disant qu'il contient du magnésium, mais vous occulterez le fait qu'il perturbe, ralentit la digestion.

On croit en ce qui nous arrange. Lorsqu'on vous dit : "Mangez de tout et si vous avez des lourdeurs, prenez la pastille X, elles disparaîtront !..", cela vous rassure et du même coup vous oubliez que la pastille supprime les symptômes, mais ne change rien à la cause !

> ☝ Être logique ce n'est pas croire en ce qui vous arrange mais admettre l'évidence.

QUELQUES CONSEILS

- Commencez vos repas par les liquides, comme un potage, un verre d'eau, car ils seront rapidement assimilés. Pris en cours de repas, ils vont pousser le bol alimentaire qui n'aura pas le temps d'être digéré et dilueront en plus l'action des enzymes.

- Privilégiez les aliments crus qui revitalisent, contrairement aux aliments cuits, dévitalisés, car ils ont perdu une grande partie de leurs vitamines, enzymes, oligo-éléments, minéraux.

Faites vous-même cette expérience : prenez un jour un repas composé de crudités et d'un fromage frais. Le lendemain, faites cuire la même quantité de légumes et de ce même fromage et vous remarquerez la différence ! Après le repas cru, vous vous sentirez nettement plus énergique ! De même, plus l'aliment sera biologique et plus sa charge vitale sera importante.

Sachez que l'aliment cru dynamise le cuit. C'est pour cela qu'il est recommandé de commencer ses repas par des crudités ou des jus de légumes qui contiennent les catalyseurs à une meilleure digestion.

Lorsqu'il fait froid, vous pouvez légèrement réchauffer les crudités (39°). Enfin, si vous avez peu de vitalité, le fait de manger cru peut, au début, occasionner quelques désagréments, tels que ballonnements, gaz... Dans ce cas il est préférable de prendre ces aliments en jus (fruits, légumes). Ces troubles disparaîtront progressivement, alors que votre organisme se sera nettoyé la muqueuse de vos intestins régénérée par l'apport de ces bons nutriments.

- Préférez la cuisson à la vapeur douce car une grande partie des qualités nutritives de vos aliments sera ainsi sauvegardée.

- Faites des repas frugaux, faciles à digérer et ne mangez que lorsque vous avez faim. Seule la vraie faim et non les envies qui sont des sensations passagères est le signe d'un besoin de nourriture. Il n'est vraiment pas indispensable de manger trois fois par jour (et encore moins

quatre ou cinq fois !). C'est l'habitude qui a créé le besoin. Ne pensez pas que vous allez défaillir si vous sautez un repas. Vous donnerez, au contraire, un repos bienvenu à votre système digestif et vous en profiterez pour faire une promenade, vous occuper de votre corps, vous détendre... Evidemment, ne mangez pas deux fois plus au repas suivant !
Fréquemment, les défaillances, les faiblesses organiques ne proviennent pas d'un manque de nourriture, mais d'une incapacité à digérer.

- Occupez-vous plus de l'énergie et moins de la quantité de matière que l'aliment doit vous apporter. Un fruit contient de l'eau vitale, des vitamines ; un gâteau est fait d'un mélange de produits raffinés, cuits (farine, œuf, lait, beurre, sucre...) qui le privent des vraies qualités nutritives.

- Évitez les mélanges, donnez un repos organique à votre système digestif.

- Ne grignotez pas entre les repas.

- Ne mangez pas en état de stress. Ne compensez jamais une contrariété par de la nourriture. En cas de maladie ou de fatigue, il vaut mieux laisser reposer le corps et ne consommer que des jus de fruits ou de légumes. Plus on est faible et moins on digère ! Souvenez-vous que vos organes digestifs ont aussi le droit de se reposer ! Ils économiseront une énergie qui sera très précieuse pour votre guérison.
La faiblesse, la fatigue proviennent souvent d'une toxémie du sang. Le foie, engorgé, accapare le sang et, par là même l'énergie. Les autres fonctions (muscles, cerveau) s'en trouvent de ce fait diminuées. En réduisant la nourriture, en s'abstenant de consommer des excitants, les forces reviennent plus vite.

- Le repos est très utile après avoir mangé, car il permet de concentrer l'énergie sur la digestion. Contrairement aux idées reçues, le repas du soir (sans être pantagruélique) n'est pas le plus malvenu, car vos activités se

calment, se tournent naturellement vers la détente. Bien évidemment, *plus le repas sera léger, plus sa digestion sera courte et plus votre corps disposera de l'énergie pour sa régénération.*
De même, lorsque vous êtes fatigué, prenez du repos avant votre repas afin que votre système digestif ait assez d'énergie pour assurer sa fonction.

- Savourez vos repas, mastiquez vos aliments. Vous devriez boire vos solides et manger vos liquides. Bien mâcher signifie commencer à digérer. Cela facilite le travail ultérieur et donne une meilleure assimilation.

- Prenez des aliments complets biologiques. Sinon, vous allez consommer les pesticides et autres produits chimiques qui sont sur leur enveloppe.

- Évitez les aliments raffinés chimiques (huile, farine, pain, riz blancs...) qui ont subi des transformations et ont perdu leurs qualités nutritives.

- Sachez lire les étiquettes: évitez les aliments contenant des colorants, des conservateurs, ceux stérilisés par irradiation, les OGM...

- Éliminez l'alcool, le café, le thé, le cacao, le cola (excitants, alcaloïdes), les boissons industrielles (produits de synthèse, colorants).

- Évitez les eaux chargés en nitrates.

- Supprimez les fritures, les viandes grasses, les viandes emballées sous cellophane, les extraits de viande.

- Évitez les conserves. Leurs aliments ont une grande stabilité, mais ils sont dévitalisés.

- Remplacez les sauces par des aromates, comme le citron, les olives noires, le basilic, le cerfeuil, l'ail, l'oignon, l'estragon, le romarin, la ciboulette, la sarriette, la sauge, le thym... Ils donneront du goût à vos plats, agrémenteront leur décoration et assainiront votre intestin.

Privilégiez l'huile vierge, biologique, de première pression à froid, meilleure pour la santé.
Les huiles hydrogénées chauffées à plus de 190 ° favorisent l'athérosclérose.
Faites attention au vinaigre, à la moutarde, au scl, poivre, cornichons et aromates trop forts comme le harissa ou le raifort. Ils agressent vos muqueuses digestives et vous déminéralisent.

- Ne congelez vos aliments que lorsqu'ils sont très frais. Surveillez la fraîcheur de vos aliments (date périmée, moisissures...). Par exemple, les pommes de terre germées, verdies contiennent des poisons.

- Ne réchauffez pas vos restes car, à force d'être cuits et recuits, ils ont perdu toutes leurs qualités et ils fermentent vite.

- Passez-vous du micro-ondes qui déstructure les molécules de l'aliment.

- Le pollen, les germes de blé, les algues sont des aliments à prendre tous les jours car ils contiennent une dose concentrée et variée de vitamines, minéraux, oligo-éléments, hormones (une cuillerée à café à jeun ou incorporée à un aliment).

- Fruits : ils sont rapidement assimilés par votre organisme, mais ils fermentent vite lorsqu'ils doivent attendre la digestion des autres aliments et perdent leurs qualités nutritives. Prenez-les hors des repas ou au moins une demi-heure avant ceux-ci. Vous pouvez aussi vous faire un repas uniquement composé de fruits, surtout en été, où le choix est grand. La tomate est aussi un fruit.
  Les fruits ouverts, découpés ou râpés se décomposent très vite et perdent leurs vitamines. Ne tardez pas à les consommer.
  Si vous mangez vos fruits en compote, ne les faites pas cuire trop longtemps car vous perdrez alors leurs vitamines. Ne rajoutez pas non plus de sucre blanc car il déminéralise. Remplacez-le par du sucre non raffiné, biologique.

Les fruits secs, les bananes représentent un bon apport d'énergie aux personnes actives.
Prenez les fruits oléagineux (noisettes, amandes, cacahuètes...) crus et biologiques. Grillés, salés ou sucrés, ils ont perdu la plupart de leurs vitamines et sont indigestes. Mélangez-les de préférence à la salade car elle contient des enzymes qui facilitent leur digestion.

- Fromages : choisissez-les non fermentés, tels que tomme, gruyère, comté, hollande, mi-molette, cantal, pyrénées...
Le fromage blanc, le lait caillé biologiques sont des aliments digestes et de qualité. Vous pouvez leur ajouter un peu de sucre non raffiné ou des herbes.

Privilégiez les fruits, les légumes et les sous-produits animaux. Méfiez-vous de toutes les manipulations faites sur les aliments pour les conserver, les rendre plus beaux, plus grands... et qui bouleversent leurs structures moléculaires. Ne jouez pas au cobaye !

En quelques pages, il est impossible de faire le tour complet de l'alimentation. Je vous ai donné quelques conseils généraux. Un bon naturopathe saura au mieux les adapter. J'ai aussi essayé de vous rendre attentifs aux dangers que représentent certaines pratiques. Ce qu'il faut en retenir, c'est que l'alimentation a une influence décisive sur votre santé. A l'heure où chacun est en train d'en prendre conscience, il convient de réagir dans le bon sens. Vous avez les moyens d'améliorer votre qualité de vie. Encore faut-il le vouloir et l'exiger !
En conclusion, je vous livre cette réflexion.

Nourrissez-vous selon vos capacités à digérer et à éliminer.

En résumé

Votre choix devrait être dicté par les principes suivants.

L'aliment doit :

- être digeste, être facilement dégradé et assimilé par votre organisme,
- convenir à vos besoins nutritionnels qui évoluent de la naissance à la mort,
- enrichir votre physique mais également votre mental,
- convenir à vos activités, vos besoins énergétiques,
- posséder la vie et donc se manger le plus possible cru,
- contenir les catalyseurs (vitamines, enzymes, hormones, oligo-éléments, minéraux...),
- être frais et si possible du terroir.

En vous alimentant, veillez à :

- alléger les quantités,
- remplacer les produits raffinés, chimiques par les produits complets, biologiques,
- prendre un plat de légumes à chaque repas principal,
- diminuer les viandes et les amidons,
- éliminer les excitants (alcool, café, thé, cola...),
- boire de l'eau pure, faiblement minéralisée,
- toujours prendre vos repas dans le plaisir, la joie et la bonne humeur.

RÉCAPITULATIF DES ASSOCIATIONS ALIMENTAIRES

Bonnes associations :

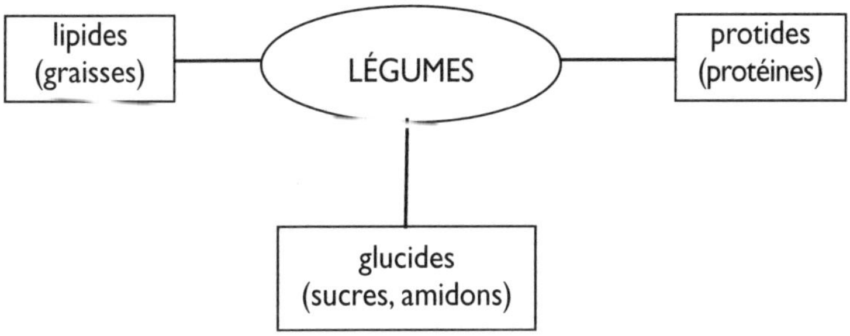

Vous voyez que les légumes s'associent avec toutes les catégories alimentaires. Ainsi, en composant des menus comme dans l'exemple qui suit, votre digestion sera bonne et rapide. Je vous conseille aussi de varier vos aliments dans chaque catégorie.

Petit déjeuner

- Jus de fruits ou plat de fruits.
- Ou pain biscotté complet beurré plus un peu de purée d'amandes (facultatif),
  infusion ou malt, chicorée, succédané, décaféiné ou déthéiné.

Ou

- Fromage blanc (env. 150-200 gr.) plus 1 cuillère à café d'huile de germe de blé
  plus 1 c. à café d'huile de carthame plus 1 c. à café de pollen plus 1/2 jus de citron plus quelques amandes, noisettes, noix ou sésame pilés. Sucrer avec un peu de sirop d'orge.
- Pour les personnes actives : 1 jaune d'œuf cru, très frais, biologique.

Déjeuner ou dîner

Entrée

- Crudités plus herbes aromatiques plus huile de première pression à froid.

- ou jus de légumes (surtout pour ceux qui ont tendance au ballonnement et doivent rééduquer leur intestins).

- ou Potage aux légumes.

Plat

- Poisson plus légumes.

- ou oeuf à la coque ou viande blanche plus légumes.

- ou pâtes ou riz ou semoule plus légumes.

- Ou : - 80% de céréales plus 20% de légumineuses plus légumes.

Dessert

- Vous devrez vous en passer ou alors, exceptionnellement, consommer des flans, tartes fines faites maison à partir de produits "bio", non raffinés.

Attention !

- N'oubliez pas que les fruits se consomment hors repas, au moins une demi-heure avant ceux-ci, mais jamais à leur fin !
- Les fruits secs sont une bonne source de nutriments. Ne les oubliez pas en cas d'activité.
- Prenez des germes de blé, de céréales ou de légumineuses chaque jour (1 à 2 cuil. à soupe).
  Ils vous apporteront toutes leurs valeurs nutritives.
- Pour composer vos plats, basez-vous sur le tableau des bonnes associations alimentaires et laissez libre cours à votre imagination.

Et s'il vous arrive de faire des écarts, sachez sauter le repas suivant ou ne prendre qu'un bouillon de légumes afin de vous donner un repos organique.

Associations acceptables (les digestions seront plus longues)

Glucides plus lipides
Par exemple :
- Pâtes plus huile d'olive plus basilic.
- Pommes de terre plus crème fraîche plus thym.
- Riz plus olive plus ciboulette.

Protides plus lipides
Par exemple :
- Œuf plus crème fraîche plus fromage.
- Fromage blanc plus amandes pilées plus 1 cuil. à café d'huile de germe de blé.
- Crevettes plus avocat plus un peu de mayonnaise faite maison.

À noter !
Il est bien entendu que tous ces plats peuvent être accompagnés de légumes et surtout d'herbes aromatiques de votre choix.

Associations protéines amidons (risques de fermentations/putréfactions)

Par exemple :
- Viande plus pommes de terre.
- Poisson plus pâtes.

Afin de faciliter la digestion et éviter un investissement énergétique important, il conviendra de déséquilibrer leur proportion en prenant 80 % des uns et 20 % des autres (80 % d'amidons et 20 % de protéines ou 80 % de protéines 20 % d'amidons).

À noter !

- Préférez les protéines végétales, mieux acceptées par votre organisme : soja germé, tofou, amandes, champignons, lentilles...
- L'association céréales-légumineuses apporte les acides aminés nécessaires (80 % de céréales et 20 % de légumineuses).
  Par exemple : millet-lentilles, semoule-pois chiche, riz-maïs...

Mélanges indésirables (repas où il y a de tout, lourd, abondant)

Protides plus lipides plus amidons.

Par exemple :

- Viande plus pâtes plus pain plus fromage plus dessert (gâteau : œuf, lait, beurre, farine, sucre...)
- La plupart de nos repas sont ainsi faits !!! Ils représentent une indigestion permanente (aérophagie, aérocolie...), sans compter les troubles évoqués plus haut (voir Chapitre 3 à Système digestif).

Chapitre 5

LE BILAN DE VITALITÉ

JUSQU'À PRÉSENT, je vous ai transmis quelques clés d'une hygiène de vie destinée à vous préserver du mal être. Mais celui-ci peut déjà être là. Dans ce cas, il convient de franchir une nouvelle frontière et de nous intéresser aux moyens pour la combattre. Passer une frontière nécessite un passeport. Nous devons donc en premier établir notre portrait, notre identité.

MESURER LA VITALITÉ

Chacun de nous est unique. Notre identité physique et psychique s'écrit dans des termes complexes que nous devons apprendre. En naturopathie, nous commençons par mesurer la vitalité.

Pour ce faire, nous partons du principe que la vie, qui anime la matière, lui donne une certaine forme, la modèle. Partant de là, nous observons cette nature à l'intérieur d'une catégorie donnée, telle que le sexe, la race, l'âge, l'environnement, et nous collectons nos informations par analogie. Cela nous permettra de comparer des caractéristiques physiques appelées *typologies*, comme la morphologie du corps et du visage, la nature crânienne, osseuse, musculaire, glandulaire, d'un individu. Nous aurons ainsi le portrait de son "tempérament". Celui-ci est la signature du potentiel vital à la naissance.

S'il est vrai que chacun de nous est unique, nous pouvons cependant regrouper les individus dans des catégories générales. Observons deux tempéraments bien distincts : les sous-vitaux et les sur-vitaux. Tout les oppose. Le sur-vital est un bon-vivant. Sur le plan alimentaire, il est à la fois gourmand et gourmet. Il aime la cuisine riche, les bons vins et engloutit des repas copieux sans que sa digestion n'en soit trop perturbée. La raison est qu'il a hérité d'une bonne vitalité, de bonnes glandes, lui permettant de gérer certains excès. Malgré cela, ses humeurs vont progressivement se charger et son système cardio-vasculaire se fatiguer. Il s'expose de ce fait à des accidents brutaux, tels que l'infarctus. Dans les mêmes conditions, le sous-vital souffrirait d'une digestion lente et pénible. Par nature, il se montrera plus raisonnable et optera pour des régimes qui lui conviendront tant sur le plan alimentaire que philosophique. Son dynamisme se concentrera avant tout sur le système nerveux et il aura une activité intellectuelle importante qui pourra même affecter son sommeil. D'aspect généralement longiligne, sa peau sera plutôt froide et pâle, au contraire du sur-vital, qui aura une peau chaude, colorée et sera robuste. Ce dernier aimera l'activité physique, aura le sens pratique et la nature optimiste. Son sommeil sera profond et réparateur. Chez lui, c'est avant tout le système glandulaire qui sera actif.

Remarquez bien que ces quelques caractéristiques représentent avant tout des tendances. Comme nous l'avons déjà souligné, il serait impensable de vouloir réduire tous les individus à ces deux catégories. A titre de comparaison, cela reviendrait à limiter l'astrologie à l'étude du Soleil et de la Lune. Il existe en fait autant de nuances qu'il y a d'individus.

Nous traiterons plus en détail des tempéraments dans la suite de ce chapitre. Mais ce que nous voulions avant tout démontrer par là, c'est à quel point la différence peut être marquée entre eux.C'est pour cela que notre traitement devra en tenir compte.

Chacun a ses qualités et ses défauts. L'idéal n'est pas dans le signe, mais bien dans la juste perception de ce qui lui convient. De plus, et même si le tempérament nous est donné à la naissance, nous pouvons, par contre, développer notre vitalité par une hygiène de vie appliquée dès les premiers jours.

Pour mesurer la vitalité, la naturopathie se base sur la morphophysio-psychologie et l'iridologie (étude de l'iris).

LA MORPHO-PHYSIO-PSYCHOLOGIE

Cette méthode établit un bilan de vitalité basé sur le tempérament du sujet. Elle détermine ses organes forts et faibles et permet de le protéger en prévenant la maladie. Le mental y joue un rôle déterminant. Le corps et le mental s'influencent mutuellement.

La morpho-physio-psychologie est l'étude globale du sujet. Les observations se font par rapport au visage, au corps, à la forme crânienne, osseuse, musculaire, aux détails (mains, doigts, ongles, poils, cheveux, etc.). Les recherches sont toujours dirigées sur le plan général. L'examen plus spécifique, des détails servira d'information complémentaire.

Les critères de classification doivent tenir compte de la race, du sexe, de l'âge, de l'environnement.

Le traitement sera différent selon que le sujet sera de race blanche, noire... qu'il vivra dans un pays froid ou chaud, qu'il sera citadin ou campagnard... Il s'agit d'une recherche sur un individu.

LES CLASSIFICATIONS MORPHOLOGIQUES

Les constructions sont basées sur la totalité du corps et l'étude du visage. Il en résulte un portrait global de l'individu qui en détermine les points forts et faibles. La vitalité s'inscrit dans les glandes endocrines et le système nerveux. La naturopathie estime que l'équilibre de l'individu se situe au partage égal de ces deux fonctions. Le type qui représente cette catégorie est nommé musculaire et il sert de base à la classification. À partir de lui, les involutions se feront au détriment des glandes endocrines et du système nerveux. Avec des glandes endocrines dominantes, le sujet aura tendance à se dilater, son corps s'épaissira et son visage s'élargira surtout dans sa partie inférieure.

Un système nerveux dominant contribuera, au contraire, à rétracter le corps du sujet ainsi que la partie inférieure de son visage.

Dans les deux catégories, cela nous donne les types suivants.

DILATÉS	RÉTRACTÉS
Sanguin. Digestif. Obèse.	Respiratoire. Cérébral. Nerveux.

LES TYPES MORPHOLOGIQUES

Le schéma ci-dessus nous permet de mieux comprendre l'effet de la dilatation et de la rétraction, correspondant à une baisse de vitalité à partir du type central qu'est le musculaire.

Il est à noter que les ouvertures du visage (nez, bouche, yeux, oreilles), par leur forme et leur volume précisent l'analyse du tempérament. De grandes ouvertures témoigneront d'une grande faculté de récupération, d'une réceptivité importante aux énergies, mais aussi d'une dispersion de ces dernières...

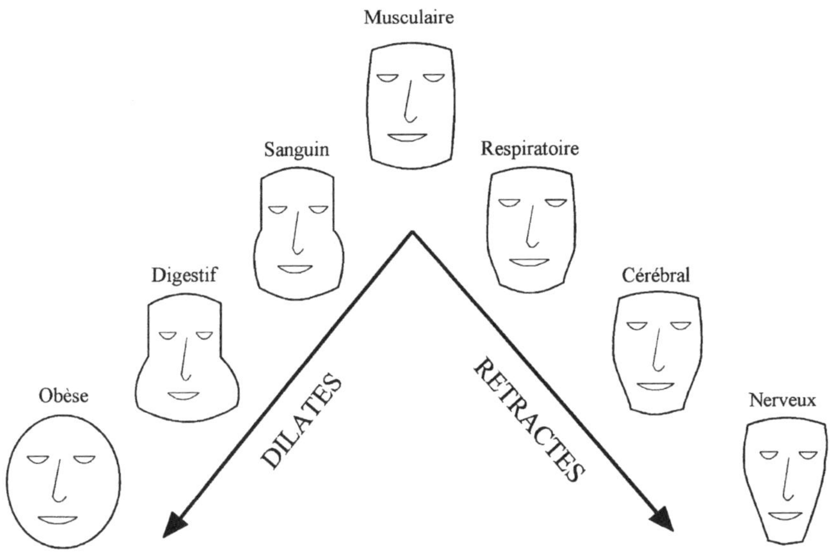

L'IRIDOLOGIE

Tout au début de mes cours, cette méthode m'avait "tapé dans l'œil", si je puis dire. Peut-être parce que je crois avant tout en ce que je vois, serais-je tentée d'ajouter. Et je dois reconnaître que, de ce côté, j'avais été surprise des résultats.

L'une de mes expériences fut déterminante. Je prenais un sauna avec une amie et nous discutions des vertus de la nature. Une dame présente s'intéressa à notre conversation ; en sortant, elle me demanda une consultation. Comme je n'étais encore qu'étudiante, je lui proposai une simple lecture de ses yeux, en la prévenant que celle-ci n'aurait qu'une valeur indicative. J'avais ma loupe d'iridologue sur moi ; je lui révélai ce que ses yeux me disaient. Son regard se brouilla et une larme perla. "Vous ne vous sentez pas bien ?" lui demandai-je... "Non, c'est parce que je suis émue de tout ce que vous avez pu révéler sur moi avec tant de vérité."

Ce résultat m'incita à poursuivre dans cette voie. Depuis, cette méthode ne m'a jamais déçue et mes diagnostics s'appuient largement sur elle.

L'iridologie a été mise au point au 19ème siècle par Ignatz von Peczely, médecin hongrois, qui avait remarqué la décoloration de l'iris d'une chouette ayant une patte cassée. Il étudia le phénomène et publia ses travaux. Un siècle plus tard, l'américain Bernard Jensen établira la carte de l'iris.

L'iridologie permet d'établir un bilan de santé par l'observation de l'iris qui est le seul tissu transparent du corps. Nous pouvons ainsi apprécier la qualité de sa fibre musculaire et la teneur de ses déchets. L'iris nous informe notamment sur la vitalité, les faiblesses organiques, les surcharges et les lésions. Il reçoit ses informations par le système nerveux sympathique, le sang et la lymphe.

Les signes se lisent généralement sur lui, mais la pupille, par son aspect, nous apporte un complément précieux.

L'iris est réparti en zones, chacune d'elles correspondant à un organe, groupe d'organes spécifiques. La vitalité du sujet est appréciée en fonction des fibres musculaires. Plus ces dernières sont denses et peu distinctes, plus la vitalité est grande. Lorsque les fibres se dégradent, perdent leur parallélisme et laissent apparaître des vacuoles*, la vitalité régresse.

Ce qu'il faut retenir de cette méthode, c'est qu'elle vient en appui d'une analyse approfondie où d'autres techniques interviennent. Pour moi, l'iridologie est mon outil préféré. C'est comme la bêche du jardinier ; elle me permet de travailler la terre. Mais avec une bêche, on ne peut tout réaliser. Le terrain nécessite d'autres outils, chacun ayant sa place et son importance particulières et nécessitant une certaine dose de connaissances, de technique, de sensibilité.

* *En iridologie, la vacuole ressemble à une cavité.*

Chapitre 6

LA PRATIQUE NATUROPATHIQUE

NOUS AVONS VU que la naturopathie analysait l'homme en général. Lorsqu'un organe souffre, il sera étudié en fonction des autres organes. Nous commencerons par *établir un bilan* au moyen des méthodes décrites au chapitre précédent. Celui-ci déterminera les organes forts ou faibles, de même que la valeur des parties saines. *Le traitement sera fait en fonction de la vitalité.*

Toutefois, avant de décrire les techniques ou cures, j'aimerais revenir sur un point capital : *l'homme est un tout ! Pour retrouver et conserver la santé, les techniques doivent par conséquent être utilisées dans leur ensemble* ! Prises individuellement, elles ne feront qu'améliorer mais ne règleront pas les problèmes. Ainsi, une alimentation correcte sera insuffisante si l'on néglige toute activité physique, ou si l'on a un mental perturbé. La nourriture représente un apport de matière, d'énergie ; l'exercice stimule les émonctoires ; le mental dirige le corps ; nous puisons surtout notre vitalité dans la lumière solaire, l'eau de source, l'air pur, le contact avec notre mère nature...

Autre point, sur lequel je n'insisterai jamais assez, la naturopathie, avec tous ses principes et techniques ne vise qu'un seul objectif, *la stimulation de l'auto-guérison. Ce ne sont ni une plante, ni un lavement, ni un effort physique qui vont guérir, mais bien l'organisme épuré, qui sera à nouveau en mesure de fonctionner avec efficacité.*

L'action antisymptômatique est secondaire. Ce qui compte, avant tout, est de retrouver un corps sain ! La première intervention aura toujours pour effet de se nettoyer. De même, vous ne pouvez espérer une belle récolte lorsque vous plantez dans un terrain envahi de ronces et de mauvaises herbes. Vous devez assainir le terrain avant d'y planter les bonnes graines !

Enfin, gravez cela dans votre mémoire : les thérapeutes ne font pas de miracles, ils aident votre corps, votre esprit, votre âme, votre tout à les réaliser !

☝ La nature vous guide et vous soutient par ses techniques.
Soyez responsables, comprenez votre corps et
votre force vitale intérieure fera le reste.

LES CURES

En naturopathie, nous pratiquons des cures avec des techniques naturelles. Le choix se fait selon ces critères :

- la vitalité du sujet, son âge,
- l'encrassement de l'organisme (surcharge en déchets),
- l'environnement (ce qui est possible par rapport à celui-ci).

Nous avons des *cures de désintoxication, revitalisation, stabilisation et régénération.*

La désintoxication

Le but de la désintoxication est de supprimer la source des déchets. Ceux-ci provenant essentiellement de l'alimentation, nous pratiquerons des régimes restrictifs, monodiètes ou jeûnes, qui auront pour effet de carencer l'organisme. Il va ainsipuiser dans ses réserves (graisses, sucres) et ses toxines afin de compenser la perte alimentaire.

Pour ne pas souffrir de désagréments tels que nausées, humeurs chargées, faiblesse..., la cure devra se faire progressivement, en prenant bien soin de trouver des portes de sortie à la remontée des déchets. Pour cela, nous stimulerons nos émonctoires par plusieurs techniques : phytothérapie, hydrothérapie, massages, réflexologie, lavements... (voir chapitre 7).

Pour retrouver le bien-être, il est primordial de réaliser cette cure. Et souvenez-vous qu'*il est préférable d'être carencé provisoirement dans le but de vous épurer, que de l'être en permanence par une alimentation dénaturée ou par une incapacité à assimiler (mélanges alimentaires, fermentations...)*

Le choix du régime dépend de la vitalité du sujet, mais aussi de la situation, de l'environnement. Vous éviterez des régimes trop poussés lorsque vous serez fatigués ou tendus, en période de froid... Vous devrez vous relaxer et ne pas gaspiller votre énergie afin qu'elle puisse se concentrer sur l'épuration.

La cure prendra de quelques jours à plusieurs semaines. Il faudra veiller à ne pas perdre de vitalité, car l'autolyse* ne s'effectuerait plus. Dans cette situation, la priorité sera donnée à la revitalisation. Lorsque l'énergie sera revenue, la cure de désintoxication reprendra normalement.

Quelle que soit la cure, celle-ci devra se faire avec votre plcine conscience et ne pas être une contrainte. Elle doit avant tout s'adapter à votre cas. Si vous nécessitez un traitement plus doux, il sera simplement prolongé, afin d'être efficace.

Cure de dépuration en 3 phases (voir adresse en fin d'ouvrage *Vis ta natura*) :

- Nettoyage du corps avec la tisane 7x7 aux 49 plantes.
- Reminéralisation avec *Alcavie* (ce produit contien une synergie de 106 éléments végétaux).
- Élimination des toxines. Lorsque vous aves un terrain acide, il vous est conseillé d'utiliser un produit alcalin (sels PH 8,5 avec *Alcabain). Vous retrouverez ainsi votre équilibre acido-basique.*

La revitalisation

La revitalisation dure en général deux fois plus longtemps que la cure de désintoxication. Après l'élimination d'une partie de ses déchets, le corps est carencé par l'autolyse et il convient de le recharger. Nous le ferons d'abord par une alimentation biologique où l'on privilégiera le cru composé à 60 % de légumes et fruits à 20 % de protéines (fromages, lait caillé, œufs...) et 20 % d'amidons (riz, pâtes, pommes de terre...).

Nous lui apporterons les compléments alimentaires qui combleront ses carences et qui se composeront essentiellement de minéraux, vitamines, hormones, enzymes.

- Minéraux : coquille des coquillages (produit organique), coquille d'œuf pulvérisée (calcium), algues, prêle (silice), jus de légumes et de fruits, etc.
- Vitamines : jus de légumes et de fruits, persil, huile de foie de poisson, levure (1 cuil. à café par jour, pas plus), germe...
- Hormones : plantes aromatiques, huiles essentielles, œuf, laitance de poisson, pollen, gelée royale...
- Enzymes : fruits (pomme, ananas, papaye...), malt, chlorophylle, légumes, épinards, mâche, oseille...

---

* *Autolyse littéralement (digestion de soi): digestion spontanée des tissus par l'action des enzymes, en dehors de toute intervention de ferments extérieurs Ces composés se trouvent aussi en doses concentrées dans les gélules, jus, sirops... Préférez toujours ceux d'origine naturelle.*

Vous consommerez un minimum de viande, d'amidons qui ne sont que tolérance. Vous supprimerez en outre les excitants qui sont des faux aliments, comme l'alcool, le café, le thé, cacao, cola... Ces substances contenant des alcaloïdes coûtent de l'énergie à l'organisme qui s'emploie à les éliminer. Enfin, vous reprendrez une activité physique qui améliorera vos échanges digestifs, nerveux, etc... Et vous utiliserez des techniques pour stimuler vos fonctions (phytothérapie, aromathérapie, bains...).

La stabilisation

Pour ne pas retomber dans le mal être, il faudra conserver l'acquis de ces deux premières cures, se stabiliser et éviter les erreurs de comportement. Vous devrez avoir une alimentation biologique, privilégier le cru et éviter les aliments de tolérance (selon les exigences de chaque individu). Vous veillerez également à mieux répartir votre journée en fonction de vos besoins biologiques et psychiques. Nous consacrons trop de temps à certaines activités. Varions-les, faisons des coupures, sachons allier travail, détente, culture et exercice physique. Vous soutiendrez également vos organes faibles par des techniques naturelles.

La régénération

La régénération se pratique après avoir retrouvé la santé et consiste avant tout à respecter un mode de vie naturel.

Vous avez besoin d'une hygiène de vie quotidienne et s'il n'est pas toujours facile d'éviter toutes les pollutions de notre société, vous pouvez, par votre comportement, en éviter certaines: ne pas porter des vêtements synthétiques, ne pas vivre dans du béton armé, ne pas être prisonnier de la télévision, des ordinateurs, des téléphones portables...

Vous devez vivre au grand air, rechercher le contact avec le milieu vital, le climat idéal, ne plus vous écarter du droit chemin, vivre en symbiose avec la nature.

Pensez également à améliorer vos points faibles au lieu de travailler systématiquement vos points forts. Par exemple, si vous aimez ou que vous êtes doués pour la relaxation, le yoga, pensez aussi à faire de l'exercice physique dynamique.

En résumé

> Rappelez-vous qu'il n'y a pas de cure miracle.
> Le miracle s'opérera en vous
> si vous respectez une hygiène de vie naturelle.

La désintoxication et la revitalisation sont les deux cures le plus souvent appliquées et ce en alternance. La *stabilisation* et la *régénération* représentent un idéal dont vous devriez le plus possible vous rapprocher.

Chapitre 7

LES TECHNIQUES NATURELLES

Le but de ce chapitre est de vous éclairer sur les vertus curatives des techniques naturelles. Il pose les principes de base mais ne se substitue en aucun cas au spécialiste. Son regard et son expérience vous en apporteront le complément indispensable. Voyons ces techniques naturelles :

- la diététique,
- l'exercice physique,
- la phytothérapie et l'aromathérapie,
- l'hydrothérapie (bains, sauna, etc),
- les massages et l'ostéopathie...,
- la réflexologie,
- la respiration,
- la relaxation et le sommeil,
- les rayons et le magnétisme,
- la psychothérapie.
- la spiritualité

Quelques principes pour agir sur votre bien-être

- Les techniques seront précédées d'un nettoyage de base (cure de désintoxication).

- *Une technique isolée n'est pas de grande utilité*. Vous pourrez certes assister à une amélioration, mais le mal ne sera pas traité en profondeur et vous serez ainsi exposé aux récidives. *Une telle technique sera plus antisymptomatique que guérisseuse*. Autrement dit, une bonne alimentation ne suffira pas. Il faudra lui ajouter de l'exercice physique, un repos suffisant, un mental positif...
  La bonne harmonie entre toutes ces techniques améliorera la vitalité.
  Si j'insiste sur ce point, c'est que j'en ai maintes fois fait l'expérience. Dès mes débuts, on me questionnait souvent sur des problèmes de santé particuliers que je conseillais de résoudre par des techniques naturelles appropriées. Or, si je pouvais remarquer des améliorations, celles-ci restaient trop succinctes à mon goût. Alors qu'en reliant les vertus des différentes techniques et si la personne les appliquait véritablement, cela aboutissait à un réel mieux-être et de plus, très rapidement.

- *Pour être véritablement efficaces, les techniques devront être appliquées dans le cadre d'une cure et développées par un naturopathe qui les choisira en fonction de vos besoins spécifiques et de votre vitalité.*

- *Il n'y a pas des maladies, mais des malades* ! En naturopathie, on soigne l'individu car chacun est unique, de même que sa maladie et ses réactions vis-à-vis d'une technique naturelle. Celle-ci sera mieux supportée, celle-là aura plus d'effet. Certaines personnes seront plus réceptives à l'homéopathie, l'acupuncture, l'ostéopathie...En réflexologie, par exemple, nous aurons des patients qui réagiront mieux à une stimulation par les pieds, d'autres par les mains, la colonne vertébrale...
  Il n'y a pas de règle absolue, si ce n'est d'aller toujours dans le sens du patient, de lui appliquer un traitement qu'il tolérera et qui évoluera en fonction des résultats.

Dans la bibliographie en fin d'ouvrage, vous trouverez une liste d'ouvrages spécialisés. Il vous sera ainsi possible d'approfondir vos connaissances sur la technique de votre choix.

Les techniques naturelles

- seront précédées d'une cure de désintoxication,
- ne seront pas utilisées seules, mais dans le cadre d'une cure,
- devront correspondre à votre condition et vos besoins,
- seront développées par un spécialiste (naturopathe).

Maillon bien-être

A la fin de chaque technique naturelle vous trouverez un conseil pratique. Chacun d'eux représente un maillon important de la chaîne "du bien-être". C'est la raison pour laquelle il sera encadré et précédé du signe

Ne passez pas à côté d'eux et mettez-les en pratique.

LA DIÉTÉTIQUE

Pour se nettoyer, rien ne vaut une bonne diète ! Du "basses calories" au jeûne prolongé, les régimes sont bien plus que de simples outils d'amaigrissement. Employés à bon escient, ils vous donneront une véritable cure de jouvence. Mais ne vous lancez pas à corps perdu, car les résultats risquent fort d'être à l'inverse de ce que vous souhaitez.

Jeûner sans méthode, c'est mettre les bouchées doubles dans le mauvais sens. *N'oubliez jamais ce maître-mot : vitalité !* Le but du régime est de vous en donner, pas de vous en prendre ! La vitalité en est à la fois le tenant et l'aboutissant. C'est elle, et elle seule, qui doit décider de la pratique. Ne partez pas à l'aveuglette, faites vous établir votre bilan de santé !

☝ Rien ne sert de courir, il faut partir à point !

Inspirez-vous de cette sage maxime et ne sautez pas les étapes ! Préparez votre organisme avant de lui imposer de trop grandes contraintes. Des régimes restrictifs répétés auront de bien meilleurs résultats qu'un jeûne trop poussé.

Ces précautions étant prises, voyons ensemble les principaux régimes avec leurs applications :
- les régimes restrictifs,
- la monodiète,
- le jeûne.

Les régimes restrictifs

Dans les régimes restrictifs le nombre de repas quotidien ou d'aliments est réduit en quantité.

Il est également réduit en qualité.
- Dissocier les aliments, éviter les mélanges pour alléger la digestion.
- Éviter une catégorie d'aliments, soit les lipides, les protides ou les glucides.

- Dans une même catégorie, choisir les aliments les plus digestes.
  Par exemple, le poisson au lieu de la viande, le sucre complet au lieu du sucre blanc, les graisses végétales à la place des graisses animales...
- Supprimer les excitants (l'alcool, le café, thé, cacao, cola...) qui agressent votre organisme et sont des inhibiteurs de digestion.

Les régimes restrictifs vont faciliter votre digestion. Vous assimilerez mieux vos aliments et produirez moins de déchets. Votre système digestif sera moins sollicité et pourra même se régénérer durant les périodes de repos. Chacun devrait pratiquer régulièrement les principes de ces régimes. Ils n'entraînent aucune contrainte et sont bénéfiques à tout l'organisme.

La monodiète

Les vertus de la monodiète me furent pour la première fois révélées par un homme qu'elle avait guéri d'une paralysie de tout le côté gauche du corps que la médecine disait définitive. Je l'avais rencontré alors que j'habitais Paris, au cours de l'un de mes footings quotidiens au Jardin des plantes. Chaque jour, je m'y rendais pour m'oxygéner et me nettoyer de l'intérieur. Très vite, nous avions sympathisé. Devenu depuis un grand ami, ce sportif assidu profite pleinement de la vie ! J'aimerais tant vous présenter cette force de la nature !

Lorsque la paralysie l'atteignit, il refusa de s'y soumettre et se tourna vers une thérapeute qui lui prescrivit une monodiète de trois semaines. De jour en jour, il se sentait mieux jusqu'à constater de réels progrès. Son hygiène de vie alliée à sa grande volonté lui avait permis de se mouvoir à nouveau normalement.

La monodiète consiste à ne prendre qu'un seul aliment dans la journée. La durée minimale est d'une journée, mais la monodiète peut être prolongée jusqu'à plusieurs semaines, lorsque vous disposez d'assez de vitalité et que vous souhaitez une plus grande désintoxication. Le choix de l'aliment dépend essentiellement de la nature de l'encrassement. Lorsque vous souffrez de maladies d'écoulement (rhinite, bronchite...), dues aux déchets colloïdaux provenant d'un excès d'amidons, vous opterez pour des aliments protidiques légers, tels que le fromage blanc, les amandes... Sans oublier, bien entendu, ceux riches en cellulose, tels que les légumes ou les fruits (céleri, laitue, fenouil, courgette, carotte, raisin, pastèque, pomme, orange, mandarine, pamplemousse, fraise...)

Si, par contre, vous souffrez de rhumatismes, arthrites, eczéma sec, dus aux déchets cristalloïdaux des viandes, des excès en protéines, vous supprimerez ces dernières et sélectionnerez votre aliment parmi les glucides ou lipides, comme le riz, les pommes de terre, l'avocat... Ou, comme tout à l'heure, les légumes ou les fruits, qui, à mon avis, sont souvent préférables. Sur une journée, vous pouvez prendre un légume cru, puis légèrement cuit, mais aussi en purée ou en jus. Vous pouvez également varier d'un jour à l'autre, en commençant le premier jour avec les carottes, le lendemain des pommes, le troisième jour du riz complet...

La monodiète est plus détoxiquante que le régime restrictif, car elle provoque des carences dans les catégories alimentaires supprimées. Sa pratique nécessite de ce fait une vitalité plus importante et un suivi plus attentif.

Le jeûne

Vous vous sentez mal dans votre corps, dans votre tête ? Alors, n'hésitez plus : jeûnez au moins vingt-quatre heures et prenez des infusions de plantes, car votre organisme a besoin de se nettoyer.

Personne ne risque rien à jeûner de 24 à 48 heures. Cela ne vous sera que bénéfique et devra faire partie de votre hygiène de vie hebdomadaire.

Conseil : le principe consiste à jeûner 24 heures par semaine, par exemple de midi au lendemain midi. Vous ne mangez pas au cours du repas du soir et du petit déjeuner du lendemain, ce qui ne vous fait sauter que deux repas ! Ce jeûne est facile à appliquer, même dans la vie active.

Le jeûne est une bonne méthode d'épuration, mais aussi la

plus contraignante. L'absence de nourriture oblige le corps à puiser dans ses réserves, puis dans ses déchets. Bien appliquée, cette autolyse va les déloger en profondeur et aboutir à une véritable régénération du corps. Celle-ci intervient car l'organisme bénéficie d'un repos digestif, n'est pas agressé par de nouvelles toxines et peut ainsi concentrer ses énergies à la restauration des tissus. Mais il faut savoir doser l'effort. On ne se lance pas à l'aventure dans un jeûne de plus de 48 heures. Certaines précautions seront prises et la vitalité devra être suffisante. On commence par prendre une purge et un lavement, puis on fera un régime restrictif ou une monodiète (légumes) pour habituer le corps à l'autolyse.

Quoi qu'il en soit, il est indispensable de préparer le terrain et de stimuler au préalable les émonctoires par des draineurs hépatiques, intestinaux, rénaux ou cutanés (voir plus loin à Phytothérapie : purges, infusions de plantes...) En effet, il est primordial de trouver des portes de sortie à nos déchets avant de les déloger massivement et il vaut mieux les déstabiliser petit à petit pour les empêcher d'envahir l'organisme et de perturber son fonctionnement.

Pendant toute la durée du jeûne, il faudra surveiller l'élimination et stimuler, si besoin, ses émonctoires. Mais ne pensez pas que vous devez vous coucher et attendre que cela passe. Le repos digestif est une chose, mais il ne saurait être question de passivité. Une petite marche où l'on s'oxygène, des bains, massages, soutiendront votre organisme et renforceront l'action de l'autolyse.

La sortie d'un jeûne se fera par une monodiète aux légumes suivie d'un régime restrictif qui rééduqueront en douceur votre système digestif.

En conclusion, ce sont les conditions dans lesquelles se pratiquent ces régimes qui sont importantes. Choisissez le bon moment pour le faire, celui où vous disposez d'assez d'énergie et de temps. Vous devez vous trouvez en état de détente physique et psychique. Évitez les endroits pollués et le stress. Régénérez-vous au contact du milieu vital et ne tirez pas sur la corde ! La durée d'un régime n'est pas fixe. Comme pour son type, elle dépend avant tout de votre aptitude à le supporter. Ce n'est qu'à ce prix que vous obtiendrez de bons résultats.

Un dernier exemple vous en résume les principes. Admettons que vous vous trouviez enfermé dans une pièce à l'atmosphère lourde, difficile à respirer. C'est l'image de votre corps chargé de toxines. Il y a bien une porte (vos émonctoires) qui donne vers l'extérieur, l'air pur, mais celle-ci est massive et fermée par une serrure rouillée. Si vous essayez d'enfoncer la porte, vous allez vous blesser. Si vous essayez de forcer la serrure, elle risque de se gripper. Vous devez d'abord la dérouiller (ouvrir vos émonctoires) pour pouvoir tourner la bonne clé (le bon régime). Mais, la serrure étant compliquée, vous devez avoir recours à un professionnel (naturopathe). Aussi, pour un premier jeûne de plus de 2 jours, consultez avant tout un naturopathe.

Les régimes

- épurent votre organisme,
- se font progressivement et sans forcer,
- la vitalité en est à la fois le tenant et l'aboutissant,
- ne doivent pas vous épuiser mais vous donner de l'énergie,
- le recours au naturopathe est conseillé.

Maillon bien-être

Une monodiète ou un jeûne de 24 heures devraient se pratiquer une fois par semaine.

L'EXERCICE PHYSIQUE

Comme je le disais en début d'ouvrage, l'exercice physique est essentiel pour moi. Diplômée en gymnastique, j'ai aussi participé à plusieurs marathons (42,195 km), ainsi qu'à une course de cent kilomètres. L'activité est ma drogue quotidienne, celle qui purifie à la fois mon corps et mon esprit. Lorsque j'en parle avec des sportifs, je retrouve ce même sens du nettoyage intérieur, ce même bien-être qui font que lorsqu'on les a vécus, on en redemande.

Sans aller aussi loin, ni privilégier une discipline particulière, nous pouvons dire que toute activité physique est profitable, que vous choisissiez la course à pied, le vélo, le ski de fond, le tennis, la gymnastique, la marche...

L'exercice physique n'est pas uniquement un ou plusieurs rendez-vous hebdomadaires pour pratiquer la discipline de son choix. C'est avant tout un état d'esprit. C'est privilégier l'effort par rapport au confort : prendre les escaliers au lieu de l'ascenseur, se déplacer à pied ou à vélo chaque fois que l'on peut éviter la voiture (et en plus, on pollue moins !..). Pour ma part, je n'ai pas de véhicule ; je me déplace à vélo, à pied et je dis bien souvent que, sans mes baskets, je serais perdue.

Si vous voulez à votre tour ressentir ce bien-être intérieur, alors faites comme moi et chaussez aussi vos "baskets" ! Et pas d'excuse du genre : "Je n'ai pas le temps..." Le temps, on le trouve toujours, ne serait-ce qu'un quart d'heure par jour. Sortez, respirez, bougez, persévérez ! Vous vous rendrez vite compte du bien que cela vous fait et vous ne pourrez bientôt plus vous en passer.

L'exercice physique vous fait prendre conscience de votre corps. Il est sans conteste un maillon capital de la chaîne "hygiène de vie" et c'est même l'un des meilleurs moyens pour éliminer les déchets produits par notre alimentation. Dans notre corps, le sang est un cours d'eau qui arrose tous nos organes. Par l'exercice, son débit peut passer de 5 à 30 litres/minute et cette rivière en crue va arracher les déchets incrustés dans notre terrain.

Vous ne vous doutiez probablement pas de tous les bienfaits que vous apporte l'activité physique.

En voici quelques-uns :
- active la circulation sanguine*,
- active la circulation lymphatique (la faiblesse lymphatique favorise les œdèmes)*,
- augmente la chaleur interne du corps (brûle les calories, les déchets),
- apporte de l'oxygène aux cellules, stimule l'activité cellulaire,
- stimule l'activité digestive et le système hépatique,
- renforce le cœur (le cœur est un muscle qui se développe lorsqu'on le sollicite),
- développe le système respiratoire (poumons, échanges gazeux),
- augmente l'élimination des toxines par la stimulation de tous les émonctoires (intestins, reins, poumons, peau)**,
- évacue les tensions psychiques, a un effet relaxant,
- fait sécréter des hormones qui procurent un bien-être (endorphines...),
- évite certaines ptôses et hernies au niveau de la sangle abdominale.
- augmente le nombre de lymphocytes T qui lutte contre les infections.

Nous avons tous besoin d'activité ! Avez-vous déjà couru, ne serait-ce que quelques mètres, pour attraper le bus et cela vous a-t-il essoufflé, fait tousser ou cracher ? Si tel est le cas, n'hésitez pas une seconde de plus et mettez-vous à l'exercice physique, car vous en avez grand besoin ! L'essoufflement produit par l'effort est éliminateur des déchets colloïdaux stockés dans les bronches. C'est cela qui nous fait cracher. Mais, comme nous le verrons plus loin, tous nos émonctoires se trouvent stimulés par l'activité physique.

Maintenant, avant de vous lancer, avant d'aller plus loin, j'aimerais quand même vous rappeler quelques principes.

---

* *Il y a accélération des liquides pour assurer les demandes cellulaires. Cela a pour effet d'empêcher les dépôts de déchets. Dans notre corps, il n'y a pas de circulation d'organe à organe. Nous avons une circulation générale qui arrose tout.*

** *La transpiration provoquée par l'activité physique est nettement plus grasse que celle d'un sauna. La raison en est simple : l'activité physique stimule à la fois les glandes sudoripares et les glandes sébacées. Dans le sauna, les glandes sudoripares sont principalement sollicitées, ce qui donne une sueur plus fluide.*

- Allez-y progressivement.
- Travaillez selon vos moyens.

L'activité physique est bénéfique à tous, à condition de l'adapter à chacun

Si vous êtes sédentaire, que vous n'avez jamais fait de sport dans votre vie, commencez en douceur ! Je dis toujours que doucement est le maître-mot pour un bon départ. En voulant en faire trop et trop vite, vous allez vous faire plus de mal que de bien. N'oubliez pas : la progression est la clé du succès. Si, par exemple, vous avez de l'embonpoint, ne vous jetez pas sur l'exercice, mais débutez par un régime alimentaire qui vous allégera. Ainsi, vous pourrez commencer par faire de la souplesse en travaillant tout le corps : tête, bras, torse, abdominaux, bassin, fessiers, cuisses, mollets et pieds. En parallèle, faites de la marche, augmentez votre cadence progressivement, puis sortez au moins 45 minutes, prenez un bon rythme, tenez-vous droit, rentrez le ventre et respirez profondément !

Pour ceux qui ne peuvent s'adonner à certains sports à cause d'un handicap, ils ont la possibilité de travailler leur corps statiquement : abdominaux, fessiers, etc. Ils accompagneront leurs exercices par une inspiration, expiration profondes et régulières.

Certains exercices peuvent s'improviser. Vous faites votre vaisselle ou vous attendez le bus, assis sur un banc ? À la bonne heure : serrez vos fessiers fortement pendant quelques secondes, puis relâchez ! Recommencez en variant la cadence : plus rapide, plus lente, etc. Vous travaillerez vos abdominaux de la même manière. Ces derniers sont très importants pour notre santé, car ils maintiennent nos viscères. Avoir une bonne sangle abdominale n'est pas seulement esthétique ; la tonicité musculaire aide à la digestion et à l'expulsion des matières fécales. Lorsque les abdominaux perdent leur tonicité, nos organes peuvent s'affaisser (ptôses). Le ventre devient alors proéminent, des hernies peuvent apparaître. La digestion se ralentit et peut donner lieu à des constipations, des inflammations qui sont les conséquences des fermentations et des putréfactions gastro-intestinales.

Le muscle est une chaudière qui brûle nos déchets. Fortifier le corps, c'est lui donner la santé !

L'exercice physique augmente la chaleur interne ; plus il est intense et plus celle-ci sera importante. L'effort physique stimule l'oxygénation des cellules, provoquant une augmentation de leurs besoins énergétiques. Plus l'oxygénation est intense et plus il y a oxydation des réserves et des toxines. Celles-ci commenceront à s'éliminer par votre transpiration. N'arrêtez pas votre effort ! Les glandes sudoripares sont des sortes de mini-reins et la transpiration équivaut à de l'urine diluée. Mais votre peau n'aura pas été le seul émonctoire à se trouver sollicité. Votre transit intestinal sera amélioré, vous aurez une meilleure digestion et une meilleure assimilation, car vous aurez créé des besoins cellulaires. Vous aurez attisé les échanges gazeux de votre système respiratoire et facilité l'élimination des mucosités. Vos reins seront tout autant stimulés. Vous remarquerez que vos urines seront plus foncées, car chargées en toxines.

Le corps a besoin d'activité. Bougez et n'oubliez pas la souplesse ! Elle vous évitera les courbatures et certains problèmes articulaires. Il n'y a pas d'âge pour l'activité physique. N'invoquez pas cette excuse pour justifier votre paresse et enseignez-là à vos enfants ! Si, chaque jour, vous consacrez ne serait-ce qu'une demi-heure à l'activité physique, vous éviterez bien des problèmes et vous conserverez une facilité de mouvements jusqu'à votre grand âge. Alors, réfléchissez : la qualité de la vie ne vaut-elle pas un petit effort ? Prenez de bonnes résolutions, appliquez-les en persévérant, en progressant et vous serez récompensés !

Et ne vous dites pas : "J'ai de l'arthrite, je ne peux pas faire d'exercice." C'est faux, car vous vous persuadez que vous êtes incapable du moindre exercice ! Avec cet état d'esprit, ne vous étonnez pas si votre arthrite aiguë se transforme en arthrite chronique, en arthrose, où tout mouvement deviendra réellement impossible. Alors qu'en travaillant selon vos possibilités et avec le concours d'un bon thérapeute, votre maladie n'aurait pas évolué ; bien traitée au début, elle pourrait même involuer.

Il est bien évident que l'activité physique ne résoudra pas tout. Elle est certes un maillon important, mais un maillon seulement. Un peu d'exercice ne pourra tout de même pas compenser toutes vos erreurs de vie. Sans une alimentation appropriée, ses bienfaits seront limités. Rappelez-vous qu'une action isolée n'a qu'un effet restreint !

> ☝ L'union fait la force ! Une seule technique ne peut tout résoudre.

Comment choisir votre activité physique ? Celle-ci doit convenir à votre tempérament. Par tempérament, j'entends bien sûr la nature de votre organisme. L'exercice aura pour but essentiel de pallier vos déficiences, de compenser vos points faibles. Selon les lois de la morpho-psycho-physiologie, les faiblesses fonctionnelles se reflètent vers l'extérieur, perturbant l'harmonie du corps. Un thorax trop long sera synonyme d'une faiblesse viscérale et aura des incidences sur le système respiratoire, puisque la faiblesse hépatique renverra une partie de l'évacuation des déchets vers les poumons. L'exercice physique aura ici comme but premier de renforcer les viscères au niveau de l'abdomen. Selon la même logique, le rôle de la culture physique sera de développer les parties du corps qui en ont le plus besoin.

Toujours rechercher l'harmonie

Nous devrions toujours rechercher la meilleure harmonie possible, intérieure et extérieure. Une bonne activité physique mettra tout le corps à contribution : course à pied, natation, vélo, tennis, ski de fond, aérobic... Elle donnera lieu à un brassage profond des liquides organiques. La répétition des contractions musculaires presse les tissus comme des éponges et en extirpe les liquides organiques saturés de toxines. Les activités plus douces comme le stretching, la ballade, seront certes toutes bénéfiques, mais solliciteront moins les échanges cellulaires, gazeux, digestifs, etc.

Quoi qu'il en soit, chaque sport ou activité physique a sa place de choix et doit avant tout dépendre de votre tempérament.

En résumé, votre critère de choix sera avant tout dicté par votre morphologie. Même si cela peut paraître paradoxal, le meilleur exercice physique est celui pour lequel vous avez le moins d'aptitudes. En effet, et en règle générale, si vous voulez vous améliorer, vous devez avant tout travailler et améliorer vos points faibles.

Ainsi, par exemple, lorsque vous êtes bon en endurance, vous devrez travailler votre résistance, votre vitesse. Prenons la catégorie des rétractés (voir Chapitre 5). Leurs sujets sont régis par le système nerveux, ils sont plutôt secs, ont tendance à l'intériorisation et sont naturellement penchés vers des activités plus douces, du type yoga. Ils se verront plutôt dirigés vers un exercice physique qui développera leur musculature, comme la culture physique. Les dilatés sont eux gérés par les glandes endocrines et par nature, davantage penchés sur les activités dynamiques. C'est pour cela qu'il conviendra de développer leur sensibilité, leur psychisme, par des pratiques de relaxation. Dans leur cas, l'activité physique consistera aussi à les assécher, à réduire leur volume.

Solliciter vos points faibles exige certes un effort important, mais vous permet par là de progresser dans l'échelle des tempéraments.

A la fin de l'exercice, n'oubliez pas de prendre une bonne douche pour éliminer les toxines de votre peau. La douceur d'un bain chaud, agrémenté de plantes aromatiques, de même qu'un massage seront une vraie cure de jouvence. *Après l'effort, le réconfort, le bien-être...*

Dernière recommandation. Une fois l'exercice terminé, le corps poursuit une activité interne intense. Il est en phase de désassimilation, d'élimination. Pour cette raison, il vaut mieux éviter toute prise de nourriture dans l'heure qui suit, car cela obligerait votre organisme à repasser en phase d'assimilation. Passez-vous aussi de manger 3 heures avant un effort physique. La digestion accapare de l'énergie et elle nécessite un apport sanguin important. Une digestion compliquée retiendra le sang dans l'abdomen et vos activités cérébrales ou musculaires s'en trouveront diminuées. Nous avons en moyenne 5 litres de sang et chaque activité, physique ou psychique, fait appel à un influx sanguin important à l'endroit sollicité.

Imaginez que vous avez une batterie qui doit alimenter votre radio cassettes, votre flash et votre caméra. Si vous utilisez à fond l'un de ces appareils, il ne restera pas assez d'énergie pour faire fonctionner les autres.

En résumé, rappelez-vous ces points essentiels :

En résumé

☝ ***L'exercice physique***

- est l'une des meilleures activités pour stimuler l'élimination de vos déchets,
- améliore votre santé physique et psychique,
- est bénéfique à tous à condition de l'adapter à chacun,
- pallie les déficiences, améliore vos points faibles,
- donne le contrôle de soi, une paix intérieure et favorise la bonne humeur.

Maillon bien-être

Comme chaque matin, vous vous brossez les dents ou vous faites votre toilette externe, faites aussi votre toilette intérieure, consacrez au minimum une demi-heure à votre activité physique !

LA PHYTOTHÉRAPIE

Ce livre n'est pas né sur une table, au milieu de quatre murs, mais au contact de la nature. Un jour que je faisais une balade en montagne, j'ai croisé une petite dame âgée aux yeux pétillants de jeunesse. Dans ses mains, elle tenait un bouquet dont j'admirai les fleurs éclatantes.

"Je les cueille tous les jours depuis le décès de mon mari ; elles donnent de la gaieté à mon salon... Mais on trouve bien d'autres trésors dans la nature ! " Et elle me montre les plantes avec lesquelles elle se faisait des tisanes.

Sur le moment, j'eus l'impression de partager un secret. Pourtant, les plantes étaient là, à portée de main et il suffisait de les reconnaître.

Dans la nature, il y a tout. Et dans ce tout, les plantes ont une place privilégiée. Sans elles nous ne pourrions vivre car ce sont elles qui fournissent l'oxygène indispensable à notre organisme. Leur fonction ne s'arrête pas là, puisqu'un grand nombre d'entre elles nous nourrit et nous enrichit de leurs vitamines, minéraux, enzymes et hormones. Mais les plantes ont aussi d'innombrables vertus curatives. Elles ne corrigeront pas vos erreurs mais seront antisymptomatiques, vous donneront le coup de pouce pour une guérison entreprise dans le cadre d'une cure de désintoxication.

Les plantes agissent par les substances actives qu'elles contiennent : sucres, acides, vitamines, tanins, arômes, alcaloïdes... Celle-ci sera éliminatrice, telle autre revitalisante, anti-inflammatoire...

Prenons des exemples.

Certaines plantes sont éliminatrices parce qu'elles contiennent des principes actifs dont les structures chimiques sont inassimilables par l'organisme. Ce dernier va ainsi s'employer à les éliminer et, par la même occasion, en profite pour expulser ses déchets métaboliques. Il est bien entendu que le corps doit disposer d'assez de vitalité pour réagir, sinon le principe actif contenu dans la plante contribuerait à le fatiguer plutôt qu'à l'épurer.

Les plantes qui contiennent des principes actifs assimilables par votre organisme (composés nutritifs) sont dites revitalisantes : pollen, ginseng, sarriette, persil, salade, betterave, gingembre, germe de blé, alfafa (luzerne)...

En général, la plante entière sera à la fois désintoxiquante et revitalisante par ses divers organes de production.

Notre planète compte plus d'un million d'espèces végétales. Preuve, une fois de plus, des ressources que la nature nous offre pour nous entretenir et nous soigner.

Ce petit résumé nous rappelle quelques plantes avec leurs propriétés.

- *Laxatives* : bourdaine, casse, séné, rhubarbe, pêcher, prune, mauve...
- *Anti-diarrhéiques* : cassis, myrtille, coing, écorce de chêne, tormentille...
- *Digestives* : absinthe, gentiane, boldo, verveine odorante, anis vert, cumin...
- *Stomachiques* (stimulent l'estomac) : réglisse, mélisse, menthe, romarin, aneth, angélique...
- *Hépatiques* (stimulent la fonction du foie) : artichaut, pissenlit, romarin, menthe, boldo, carotte, cresson, olive, citron, camomille...
- *Cholagogues* (stimulent la vésicule biliaire et facilitent l'évacuation de la bile) : fenouil, fumeterre, radis noir, absinthe...
- *Fébrifuges* (combattent la fièvre) : ail, camomille, eucalyptus, absinthe, petite centaurée...
- *Diurétiques* : queues de cerises, reine des prés, oignon, poireau, chiendent, bouleau, asperge, pissenlit, bourrache, harpagophytum (griffe du diable)...
- *Sudorifiques* : lavande, thym, sureau, bourrache, bouillon blanc, fane de carottes, tilleul...
- *Calmantes* : tilleul, oranger, aubépine, passiflore, valériane, laitue, camomille, lotus, nénuphar, coquelicot...
- *Circulatoires* : hamamélis, marron d'Inde, vigne rouge, petit houx...
- *Voies respiratoires* (antiseptiques) : pin, ail, lavande, menthe, thym, romarin, sauge, eucalyptus, sarriette, citronnelle, girofle, cannelle, plantain...
- *Béchiques* (facilitent l'expectoration et apaisent la toux) : eucalyptus, réglisse, tussilage...
- *Expectorantes* : (stimulent l'expulsion des sécrétions bronchiques) origan, serpolet, thym, sapin, bouillon blanc...

- ***Fluidifiantes*** : (fluidifient les mucosités) eucalyptus, origan, réglisse...
- ***Balsamiques*** (réduisent l'irritation des muqueuses) : eucalyptus, pin, thym, serpolet, romarin...
- ***À tout faire*** : sarriette, ginseng, persil, romarin, fenugrec, lavande, verveine, camomille...

Nous voyons que certaines plantes ont des vertus multiples, comme l'eucalyptus, la lavande, la camomille, le romarin... Leurs effets dépendent notamment de leur provenance (pays, terrain, climat, altitude).

Les plantes ont une action certaine et ne doivent pas être consommées n'importe comment ! Une consultation chez un phytothérapeute est conseillée pour garantir des résultats optimaux.

Le bon usage des plantes

Voici quelques conseils pour une bonne utilisation.

- Choisissez vos plantes avec le plus grand soin ! Faites surtout attention à la provenance et à la qualité ! Celle-ci ne devra pas être souillée par des produits chimiques (pesticides, herbicides, insecticides, engrais...) car ces derniers seraient absorbés avec la plante et seraient néfastes à votre santé. Exigez un label de qualité tel que les sigles "AB" ; "Bio" ; "Nature et Progrès" ; "Contrôlé par Ecocert" ou "LMR" (limites maximales de résidus), et les produits avec la mention "100 % naturel". Chaque pays a ses propres labels qui ne sont pas des marques, mais la preuve que les plantes ont été contrôlées et analysées. Par exemple, "Biogarantie" en Belgique ou "EKO" aux Pays-Bas.

Si vous cueillez vos plantes vous-même, faites-le dans un sol non pollué. Il existe une période de cueillette pour chaque plante. Vous trouverez ces indications dans les ouvrages spécialisés, de même que les parties utilisables (fleurs, feuilles, fruits, écorce, racines...)

- À chaque fois que vous le pourrez, consommez vos plantes fraîches, car ce sont elles qui possèdent les plus grandes vertus.

- Ne conservez pas trop longtemps des préparations de type infusion, décoction, car elles ont tendance à perdre leurs principes actifs.
- Les plantes sèches pourront être conservées environ un an.
- Chacun de vous étant unique, il convient de tester les plantes de même que les dosages. Certaines sont beaucoup plus actives que d'autres. N'utilisez les plus fortes que lorsque vous avez assez de vitalité. Comme toujours, il est préférable de procéder doucement, en commençant par une dose minimale pour l'augmenter progressivement jusqu'à obtenir un résultat sans agression.

Il existe plusieurs manières d'utiliser les plantes.
- Vous pouvez les consommer fraîches, crues, comme dans les cures dépuratives de cresson, de pissenlit...
- Vous pouvez en faire des bains de pieds, de mains, des cataplasmes, compresses, inhalations, lavements.. qui seront rendus plus efficaces par l'action de la plante.
- Le commerce vous offre un large éventail de plantes sèches, que vous pourrez préparer en infusion, décoction.
- Vous trouverez aussi des gélules de plantes séchées "cryobroyées", pratiques d'emploi ou des concentrés liquides en flacon (voir phytofluides-actifluides).

Voyons ensemble quelques modes de préparation.

- L'infusion ou tisane

En général, une bonne pincée ou une cuillère à café par tasse. C'est le moyen le plus courant de consommer les plantes. On verse de l'eau bouillante sur les fleurs, feuilles, graines... On laisse reposer de 5 à 10 minutes (la durée dépend de la sensibilité de la plante) et on filtre.

Prise à jeun et en dehors des repas, l'infusion aura le meilleur effet. Après un repas, une petite tasse de tisane relancera la digestion. Évitez de la sucrer lorsque vous avez des affections des voies respiratoires, car le sucre intensifie la congestion des muqueuses et l'émission des mucosités.

- La décoction

Consiste à mettre la plante dans l'eau, la faire bouillir une dizaine de minutes et laisser reposer une quinzaine de minutes (selon la sensibilité de la plante). Cette méthode est surtout réservée aux plantes ou parties plus résistantes telles que racines, écorce...

- La macération

On trempe à froid dans l'eau (éventuellement dans du vinaigre, de l'alcool, de l'huile...) et on laisse reposer de douze heures (eau) à plusieurs jours, voire plusieurs semaines (alcool, vinaigre, huile). On utilise la macération pour extraire les substances qui seraient détruites par l'action de la chaleur.

- Les phytofluides, actifluides

Sont des concentrés des principes actifs de la plante (mais également des légumes et fruits bios) obtenus par une macération à froid (eau, alcool, glycérine). Ils se conservent très longtemps dans des flacons spéciaux. Quelques gouttes d'un tel concentré dans un verre d'eau équivalent à une infusion (pour un traitement complet de 20 à 50 gouttes, 3 fois par jour pendant un mois).

- Les bains

Préparer une grande infusion ou décoction (en moyenne 200 gr de plantes dans environ 2 litres d'eau) et la rajouter au bain.

On pourra également prendre un bain de pieds ou de mains. 15 minutes environ à 40°.

Technique : dans 2 à 3 litres d'eau, mettre 2 à 3 poignées de plantes, faire bouillir, laisser infuser. Vous pourrez conserver votre préparation une bonne semaine en la réchauffant sans la faire bouillir.

- Les cataplasmes

S'emploient à une température d'environ 45°. Si la plante est douce, elle pourra être directement appliquée sur la peau et maintenue plusieurs minutes par une toile. Lorsqu'elle est plus agressive, on protégera la peau par un linge. Par exemple, un cataplasme d'oignon sur le thorax fluidifie les mucosités, un cataplasme de feuilles de chou sur le foie stimule ses fonctions...

- Les compresses

On fait des compresses avec de la ouate, tissu plié, coton hydrophile... imbibé d'une préparation liquide. On la gardera de cinq à dix minutes, voire plus, selon le caractère de la plante.

- Les lavements (Voir à Hydrothérapie)

- Les douches vaginales

Pour traiter les infections, les pertes blanches on utilise une infusion tiède, injectée 2 à 3 fois par jour au moyen d'une poire (voir aussi Aromathérapie). Ex : thym, lavande, camomille...

- Les inhalations

Elles consistent à respirer les vapeurs d'une infusion ou d'une décoction (thym, romarin, pin, eucalyptus...) dans un bol bien chaud, en se couvrant la tête d'une serviette (voir aussi à Aromathérapie).

L'AROMATHÉRAPIE

Technique très ancienne, remontant à l'Egypte et à la Perse antiques, l'aromathérapie a été modernisée par un chimiste français, René Gattefossé. S'étant brûlé la main, il l'avait plongée dans une cuvette d'eau additionnée d'essence de lavande et avait constaté une guérison accélérée.

Les huiles essentielles sont des extraits obtenus à partir des glandes des pétales, des feuilles, des tiges, de l'écorce, des zestes des plantes. L'extrait est en premier chauffé, puis concentré et enfin purifié.

Je n'étais pas encore naturopathe que j'utilisais déjà les plantes. Au cours d'un dîner entre amis, j'ai rencontré un homme qui se plaignait de problèmes respiratoires. Son nez était totalement bouché et il devait avoir recours à un spray à la cortisone pour pouvoir respirer. Il l'utilisait depuis deux ans et ne pouvait plus s'en passer ; c'était devenu une véritable drogue. En plus de cela, il avait presque perdu l'odorat et la situation ne faisait qu'empirer. Et cela est évident, puisque ses muqueuses se détruisaient petit à petit. Il s'en était rendu compte et envisageait même une intervention chirurgicale.

En l'écoutant, je songeais à l'aromathérapie et je lui conseillai d'acheter un diffuseur ainsi que quelques huiles essentielles comme le pin, l'eucalyptus, la lavande, l'orange douce, le thym. Il devrait les diffuser plusieurs fois par jour et surtout le soir, car son sommeil était très perturbé. La journée, il prendrait l'habitude de respirer des HE sur un mouchoir en papier. En même temps, il espacerait les prises de son médicament.

Au bout de deux mois, il avait retrouvé l'odorat et son nez s'était dégagé. Aujourd'hui, il n'utilise plus aucune drogue.

Technique à part entière, l'aromathérapie réclame les mêmes exigences de prudence et de qualité que la phytothérapie classique (produits 100 % naturels, biologiques). Si elle est une médecine naturelle, elle n'est pas toujours douce. Les essences peuvent être parfois très puissantes et même agressives. Utilisez-les avec précaution. Bien des huiles essentielles (HE) sont dénaturées, coupées avec des composés chimiques, rectifiées ou même synthétiques. Sélectionnez-les avec prudence et en personne avertie ! Vous les trouverez dans les bonnes maisons de diététique ou en pharmacie.

Toutes les HE ne sont bien évidemment pas égales en qualité. Leur action thérapeutique peut donc parfois être très limitée. Face à ce dilemme, *l'Institut Scientifique d'Aromatologie* (INSA) a créé le label "HEBBD" (Huile Essentielle Botaniquement et Biochimiquement Définie). D'autres sigles comme "AB", "Nature et Progrès", vous garantiront un produit de qualité. Je vous recommande les huiles essentielles du Dr Valnet qui sont d'excellents produits biologiques.

Trois critères fondamentaux nous renseignent sur la qualité des huiles essentielles.

- ***L'espèce botanique*** exacte en latin avec un qualificatif et éventuellement une variété. En effet, il y a parfois plusieurs centaines de variétés dans une même plante comme l'eucalyptus. Chacune n'est pas forcément aromatique et surtout n'a pas les mêmes vertus. Ex : Lavandula vera (lavande vraie) ; Lavandula hybrida (lavandin)...
- ***L'organe producteur*** (o.p.) : Certaines plantes fournissent en effet plusieurs huiles comme l'oranger amer (huile des feuilles, des fleurs et une essence extraite de l'écorce des zestes de fruits). La nature de ces substances a bien sûr une large incidence sur la composition, les propriétés, le prix d'une huile...
- ***La spécificité biochimique*** (s.b.) : Une plante élabore des essences différentes selon sa provenance (pays, sol, climat, altitude...). Ces variations sont nommées "spécificités biochimiques". Si l'on donne parfois des vertus multiples à certaines plantes, c'est que leurs effets varient selon leur provenance.

Un bon exemple en est donné par le romarin. Selon qu'il provient du Maroc, de Provence ou de Corse, il produit des huiles essentielles aux propriétés très différentes. Le Marocain aura une action prépondérante au niveau broncho-pulmonaire grâce à sa forte teneur en 1,8 cinéole, le Provençal sera davantage efficace au niveau cardiaque par sa teneur en camphre et le Corse, par ses composés (acétate de bornyle et verbéone), agira surtout au niveau digestif et hépatique.

L'étiquette devra donc mentionner l'espèce botanique exacte : *Rosmarinus officinalis, avec la spécificité biochimique exacte : s.b. camphre ou s.b. 1,8 cinéole...*

Quelques définitions

Voyons quelques définitions.

- *Essence* : substance aromatique naturelle sécrétée par la plante dans ses organes producteurs (feuilles, fleurs, écorce...).
- *Huile essentielle* (HE) : s'obtient par distillation de la plante. Une HE. pure et naturelle ne contient aucun corps gras.
- *Hydrolat aromatique* (HA) : eau distillée plus ou moins aromatisée que l'on sépare de l'huile essentielle. Un hydrolat contient donc une teneur réduite d'arômes.
- *Huile végétale* (HV) : une huile grasse, obtenue par première pression à froid des graines ou fruits de diverses plantes oléagineuses (amandes, noisettes...)

En aromathérapie, on les utilise comme support des HE.

- *Complexe* : mélange d'huiles essentielles (lavande, romarin, géranium, sauge...) Son action sera ainsi multiple.
- *Lotion* : mélange d'huiles essentielles sur base d'huile végétale, à utiliser en application sur la peau.

Comment utiliser les huiles essentielles

Les HE ont un effet antiseptique, antifongique, bactériolytique, elles aident à une meilleure élimination et nous revitalisent.

Elles peuvent se prendre de diverses façons : par voie cutanée, orale, rectale ou atmosphérique.

Voie cutanée :

Les huiles essentielles sont souvent caustiques et devront être mélangées à une huile végétale (noisette, amande...) Vous obtiendrez une lotion que vous utiliserez en friction ou en massage. L'idéal sera de l'appliquer après un bain chaud, ce qui lui permettra une excellente absorption. Certaines HE comme la lavande, le romarin, le géranium pourront être appliquées directement sur la peau. De façon générale, vous pouvez ajouter de 15 à 30 gouttes d'huile essentielle à 50 ml d'huile de base (bien agiter avant l'emploi).

Voie orale :

Plus délicate car elle peut agresser les muqueuses internes. Les HE ne se consommeront jamais pures, mais avec un support (huile, miel, sucre, charbon végétal...)

Pour l'adulte : 1 goutte par 25 Kg de poids corporel de 1 à 3 fois par jour ; toutes huiles essentielles confondues.

Pour l'enfant : 1 à 3 gouttes par jour maximum et ne pas utiliser d'huile essentielle avant 30 mois (l'avis d'un aromathérapeute est conseillé).

Vous pouvez aussi boire les eaux florales qui contiennent beaucoup d'oligo-éléments et de minéraux.

Voie rectale :

Sous forme de suppositoires est très pratique pour les nourrissons, les enfants (glycérine plus 1-2 gouttes type eucalyptus ; 3 gouttes pour l'adulte).

Votre pharmacien peut en faire la préparation.

Voie vaginale :

Pour traiter les infections, pertes blanches... Mettre environ 5 gouttes d'HE dans une poire en caoutchouc, ajouter de l'eau préalablement bouillie et refroidie plus une cuillère à café de germe de blé, bien émulsionner et injecter. Cette pratique étant très active, il convient d'utiliser des préparations peu concentrées et d'en limiter l'usage à 2 injections par jour (ex : lavande, romarin, sauge, géranium...)

Voie atmosphérique :

Il existe des diffuseurs spécialement conçus pour les huiles essentielles. Leur action est très efficace, car ils font éclater les molécules qui restent suspendues dans l'air et permettent ainsi une excellente absorption par nos muqueuses respiratoires. L'air ambiant s'en trouve purifié et parfumé, chacun peut ainsi en profiter, du plus jeune au plus âgé ! La durée de diffusion dépend de la grandeur de la pièce. Lorsque l'odeur s'est répandue, vous pouvez arrêter l'appareil (en moyenne 5 minutes).

Vous pouvez également verser quelques gouttes d'HE dans une coupelle posée sur une source de chaleur (radiateur). Mais cette méthode est moins efficace.

A cette lecture, vous aurez peut-être l'impression de vous trouver devant une recette-miracle. Je tiens quand même à vous préciser que, si celle-ci a réellement abouti à un mieux-être, c'est qu'elle fut faite dans le contexte d'une bonne hygiène de vie.

Inhalation :

Consiste à faire bouillir environ 1l d'eau et y verser une vingtaine de gouttes d'HE (seule ou en mélange, comme eucalyptus, pin, romarin, menthe, lavande, 4 gouttes de chaque...)

En se couvrant la tête d'une serviette, vous respirez les vapeurs de la solution.

Si vous êtes sensibles, vous pouvez diminuer les doses de moitié. Pour les enfants, dans un bol, trois gouttes suffisent.

Autres usages des huiles essentielles

Il existe bien d'autres façons de mettre à profit les innombrables vertus des huiles essentielles. En voici quelques-unes.

Beauté

- Ajoutez 1-2 gouttes d'HE (rose, lavande, géraniums...) à votre crème de visage.
- Pour nourrir votre peau, composez-vous un masque de beauté avec une cuillère à soupe de crème fraîche ou de fromage blanc, ajoutez-y 1 cuillère à café d'huile de germe de blé et 2 à 3 gouttes d'HE (ylang-ylang, citron, lavande, orange...) ou un demi avocat écrasé avec 3 gouttes d'HE.
- Cuir chevelu : dans une cuillère à soupe d'huile, ajoutez 2 gouttes de chaque HE (Ex : romarin, lavande, ylang-ylang, sauge, genièvre, pin, citron, bois de rose, thym = 18 gouttes.) Frictionnez-vous le cuir chevelu et laissez poser la journée ou la nuit et faites votre shampooing. Pour augmenter l'absorption, vous pouvez entourer la tête d'une serviette chaude.

- Dans un bac à glaçons mettre de l'eau florale ou une infusion (romarin, lavande, thym, camomille...) Passez ces glaçons sur le visage après son nettoyage. Raffermit et tonifie la peau.

Bain

Ajoutez-lui le mélange suivant : dans 2 bonnes cuillères à soupe de lait concentré ou en poudre (non écrémé) "façon Cléopâtre", 15-20 gouttes d'HE (selon volume d'eau). N'oubliez pas que les HE sont déjà très actives à petite dose !

Vous pouvez aussi en ajouter quelques gouttes à votre gel douche. Bien émulsionner !

Quelques huiles essentielles pour le bain

- *Camomille* : allergies cutanées, favorise le sommeil, conseillée pour les bébés et les enfants.
- *Citron* : drainage lymphatique, couperose, hémorroïdes, stases veineuses, conseillée pour les enfants.
- *Cyprès* : circulation sanguine veineuse, rétention aqueuse.
- *Genièvre* : rhumatismes, goutte, acné, psoriasis, séborrhée, inflammations des voies urinaires.
- *Géranium* : affections de la peau (eczéma, impétigo, couperose).
- *Lavande* : calmante, favorise le sommeil, soulage les tensions musculaires, conseillée pour les bébés et les enfants (seule huile essentielle tolérée dans les oreilles).
- *Marjolaine* : migraines, insomnies, soulage les douleurs musculaires.
- *Orange amère* : anti-stress, soin des peaux grasses, épaisses.
- *Palmarosa* : régénère les cellules de la peau.
- *Pin sylvestre* : rhumatismes, arthrite, goutte.
- *Romarin* : stimulant (idéal pour le bain matinal), tonique, antalgique, réduit les douleurs rhumatismales.
- *Santal* : circulation sanguine.
- *Sauge sclarée* : antalgique, désintoxiquante, améliore la circulation artérielle.
- *Ylang-ylang* : états dépressifs, stimule l'énergie sexuelle.

Certaines HE peuvent provoquer des brûlures ou des allergies au contact de la peau. C'est notamment le cas des huiles suivantes :

- *Basilic, cannelle, clou de girofle, menthe, thym, poivre, romarin.*

Il est toujours préférable de tester l'action des huiles et particulièrement lorsque vous avez une peau sensible. Commencez par n'ajouter que 2 gouttes d'HE à votre bain. Si votre peau réagit bien, augmentez progressivement la dose.

Les bébés et les enfants ont une peau très sensible ! Il est indispensable de mélanger les huiles essentielles à un solvant avant de les ajouter à leur bain pour éviter toute irritation cutanée ou brûlure. Veillez également à n'utiliser que des HE de 1ère qualité (100 % pure et naturelle) car ils ont l'habitude de mettre leurs doigts dans la bouche et risquent ainsi d'absorber des huiles qui pourraient leur faire du tort. Ils peuvent aussi se frotter les yeux et risquer ainsi des irritations de la cornée.

Massage, bain, cuisine :

À 1 litre d'huile (sésame, germe de blé...) ajoutez 10 à 15 ml d'HE. Agitez bien avant l'emploi. Une préparation vite faite dont vous n'aurez plus qu'à profiter !

Petits trucs :

Aspirateur : 3 gouttes HE (pin, lavande...) dans le filtre : finies les mauvaises odeurs !

- Machine à laver : 10 gouttes dans l'assouplisseur ou le produit à lessive.
- Pour votre trajet en voiture, mettre quelques gouttes d'HE de menthe ou de citron sur un mouchoir en papier et le fixer sur le système de ventilation de votre véhicule.

Pour ma part, j'ai toujours un petit flacon d'huile essentielle de lavande à portée de main. Il est très utile pour des petits problèmes tels que piqûres d'insectes, brûlures, irritations...

- 3 gouttes d'HE de lavande sur le plexus solaire, au niveau de l'estomac, procurent une bonne détente.

Propriétés des huiles essentielles

- *Digestive* : Basilic exotique, camomille noble, carvi, citron, estragon, fenouil, gingembre, giroflier, mandarine, orange douce.
- *Stimulant le pancréas* : Hélicryse italienne, menthe citronnée, menthe poivrée, génevrier, géranium odorant.
- *Stimulant le foie* : Menthe des champs, Menthe poivrée, Myrte vert, Romarin à verbénone.
- *Stimulant les reins* : Carotte cultivée, céleri cultivée, eucalyptus mentholée, génevrier.
- *Stimulant la peau* : Carotte, citron, géranium rosat, lavande aspic, lavandin, hélicryse italienne, mandarine, palmarosa, ylang-ylang.
- *Stimulant les poumons* : eucalyptus et radiata, myrte, niaouli, ravensare, romarin à cinéole, thym vulgaire, sapin de Sibérie.
- *Calmante et facilitant le sommeil* : Verveine citronnée, cumin des prés, mélisse, orange douve, camomille noble, lavande vraie, ravensare, mandarine, petit grain bigarade.
- *Antifongique (mycose)* : Bois de rose, cannelle de Chine, clou de girofle, épinette noire, eucalyptus citronné, géranium rosat, laurier noble, lavande aspic, marjolaine des jardins, origan compact, palmarosa, romarin à cinéole, sarriette, thym à thymol et thujanol.
- *Anti-viral* : Ravensare, sarriette, thym à thujanol, tea-tree, bois de rose, clou de girofle, niaouli, palmarosa, essence de citron.
- *Anti-inflammatoire* : Eucalyptus citronné, camomille noble, cumin des prés, géranium rosat, gingembre, inule odorante, lavandin, menthe poivrée, basilic, fenouil doux, estragon.
- *Anti-allergique* : Camomille noble et estragon.
- *Antispasmodique* : Anis étoilé, ravensare, fenouil doux, basilic exotique, estragon.

Derniers conseils

- Utilisez les huiles essentielles en petite quantité, car elles sont très actives et peuvent rapidement devenir irritantes.
- Si, par mégarde, vous vous mettez de l'huile essentielle dans l'œil, ne vous rincez pas à l'eau mais à la première huile végétale que vous trouvez. Elle calmera votre irritation.
- Ne laissez pas d'huiles essentielles à la portée des enfants.
- Une consultation chez un aromathérapeute est conseillée.

> Les plantes sont un don de la nature.
> Elles nous fournissent l'oxygène et
> ont une part importante dans notre alimentation.
> Elles ont aussi des vertus curatives et des usages multiples.
>
> Les huiles essentielles sont
> des principes actifs concentrés des plantes.

Maillon bien-être

> Profitez de ce que la nature vous offre !
> N'attendez pas d'être malades,
> utilisez le pouvoir des plantes,
> faites-en des cures !

L'HYDROTHÉRAPIE

L'eau agit sur le système circulatoire (vasodilatation, vasoconstriction) par la réaction au chaud et au froid, sur les systèmes nerveux et glandulaires, par la modification de la température interne du corps. Il y a vingt-sept fois plus de perte de calories dans l'eau que dans l'air, car elle est beaucoup plus conductible.

L'hydrothérapie comprend plusieurs techniques :
- les bains (stimulants, relaxants, désintoxiquants),
- les douches,
- le saunas,
- le hammam,
- les compresses,
- les lavements.

Attention ! L'action de l'eau chaude est plus désintoxiquante mais le phénomène d'épuration est davantage stimulé par l'eau froide, car celle-ci fait appel au potentiel de réserve.

Le choix dépend bien sûr de la vitalité, du tempérament, mais aussi du but recherché. Cherche-t-on à relaxer ou plutôt à stimuler ? Le froid stoppe la douleur tandis que le chaud attire le sang et répare. Dans le cas d'une entorse, vous commencerez par faire une application froide pour calmer la douleur, puis une application chaude. Ainsi, l'appel du sang nourrit les tissus et accélère leur réparation.

Comment déterminer la sensibilité d'un sujet au chaud et au froid ?

Pour cela, nous disposons d'un test simple : nous appuyons légèrement le pouce sur l'abdomen, en faisant un trait avec l'ongle. Si la marque est rouge et bien visible, le sujet aura des réactions positives au chaud et au froid. Dans le cas contraire, les effets seront moindres.

Les bains

Pour profiter au maximum de votre hydrothérapie à domicile, faites comme suit :
- chauffez la pièce à une température agréable, fermez portes et fenêtres pour garder les vapeurs à l'intérieur.

- remplissez la baignoire d'eau à une température d'environ 38°C.
- ajoutez les huiles essentielles selon les effets recherchés.
- vous pouvez aussi ajouter des algues marines au pouvoir reminéralisant ainsi que des sels gris non raffinés qui donneront à votre bain les vertus de l'eau de mer.

Dans la liste suivante, choisissez le bain qui vous convient le mieux :

Le bain froid
- Abaisse la température interne du corps, fait réagir les forces profondes.
- Active le métabolisme cellulaire.
- Agit sur les glandes surrénales.
- Augmente le nombre de globules blancs, renforce le système immunitaire.
- Augmente l'énergie, la vitalité.

Les applications froides se font toujours sur un corps chaud. Le bain froid est bon pour les dilatés, car il a une action amaigrissante. Il sollicite un travail organique important et puise, de ce fait dans les réserves. Par son action neuroglandulaire, il augmente la consommation en glycogène.
Le bain froid fait également baisser la fièvre.

Réchauffez-vous par des exercices avant de prendre un bain à environ 20°, pendant une dizaine de minutes. Mettez un bandeau froid autour de la tête pour éviter les convulsions et frictionnez-vous le corps pour ne pas vous refroidir. Ensuite, séchez-vous et enveloppez-vous dans un drap hermétique. Placez une bouillotte et recouvrez-vous d'une couverture afin de transpirer.

Pour faire baisser la fièvre, commencez par vous faire un lavement. Ensuite, réchauffez-vous au maximum, jusqu'à transpirer. Le mieux est de se dévêtir et de s'emmitoufler dans les couvertures en rajoutant une bouillotte. Puis, en ayant eu soin de vous entourer la tête d'un bandeau froid, plongez sans hésiter dans un bain où vous aurez simplement fait couler l'eau froide. Ressortez immédiatement, sans vous sécher en vous enroulant dans un linge et en vous recouchant sous les couvertures. La sensation de bien-être qui s'en suit compense largement le petit choc thermique ! Pour plus de facilité, je vous conseille de vous faire aider par une personne.

Évitez aussi de vous alimenter car, lors de la digestion, vos petits soldats (système immunitaire) se trouveraient à la cantine et non au combat où ils doivent repousser les intrus (microbes, virus...)

Le bain froid conviendra aux sujets ayant une bonne vitalité. Il s'applique aux maladies aiguës, provoque un échange métabolique important et a un effet amaigrissant. La règle absolue est qu'il faut éviter d'avoir froid. Il conviendra donc de le pratiquer avec le corps chaud. Si, par contre, il y a des frissons, il faudra arrêter tout de suite, car c'est le signe que la technique ne convient pas. En effet, la réaction normale au froid est le chaud. Si la personne frissonne, c'est qu'elle n'a pas assez de vitalité. Dans ce cas, nous conseillons plutôt d'utiliser la technique du bain de siège froid.

Le bain de siège froid

De 5-15 minutes, 1 à 3 fois par jour, sur 2 à 3 semaines, selon les cas. Accélère le processus d'élimination des toxines, stimule les défenses de l'organisme, calme les douleurs hémorroïdales.

Les intestins sont l'endroit du corps où le sang et la lymphe sont le plus chargés en toxines. Ce bain est de ce fait préconisé pour de nombreuses maladies.

Dans une bassine, grand récipient ou dans sa baignoire, avoir de l'eau jusqu'au pli de l'aine.

Comme pour le bain froid, il convient de se frictionner, dans le cas présent, les parties émergées.

Pour éviter d'avoir froid, vous couvrirez vos épaules et vos pieds.

On entend dire que les bains de mer froids sont dangereux. Cela n'est vrai que pour les sujets en mauvaise santé (problèmes artériels, veineux...). Pour une personne en bonne condition, ce bain sera au contraire revigorant.

Attention ! Pas de bain pendant la phase de digestion !

Le bain chaud

- Augmente la température interne du corps.
- Accélère la circulation générale, le débit cardiaque.
- Améliore l'oxygénation, élimine le gaz carbonique.
- Augmente le nombre de globules rouges (bon pour les anémiques).
- Utile pour les pathologies de nature arthritique.
- A un effet relaxant.
- Décongestionne le foie, les reins...
- Stimule les glandes sudoripares.

Le bain chaud sera recommandé aux sujets disposant de moins de vitalité, car il sollicite moins l'organisme. Il sera également conseillé aux rétractés par ses effets dilatateurs. Le bain chaud convient aux maladies chroniques. En augmentant la température intérieure du corps, il dégrade les grosses toxines en particules plus petites et de ce fait facilite leur élimination.

Ses effets sont plus modérés que ceux du bain froid mais il est plus relaxant.

Un bain chaud (39-43°) se prend pendant environ un quart d'heure. La durée sera toutefois fonction de la capacité du sujet à le supporter. Il est préférable de rentrer dans une eau à la température du corps (37°) et d'augmenter progressivement sa température. N'oublions pas le bandeau froid autour de la tête !

Les bains chauds ne sont pas sans risques et peuvent occasionner quelques complications. Ils sont notamment déconseillés aux cardiaques, aux tuberculeux, aux personnes souffrant d'hypertension artérielle, d'œdèmes cérébraux, de varices ou d'ulcères variqueux.

On évitera par ailleurs de les prendre après un gros effort et pendant la digestion.

Les bains chauds peuvent aussi fatiguer. Les bains tièdes-chauds conviendront mieux aux enfants, aux femmes enceintes, aux personnes de constitution faible ainsi qu'aux caractères vifs et irritables.

On peut ajouter une infusion de plantes ou HE au bain, car elle en augmentera les effets. Chacune d'elles aura son action propre : relaxante, désintoxiquante, etc. Ainsi, le thym, qui est révulsif, stimulera l'élimination, la transpiration. Vous pourrez aussi ajouter du bicarbonate de soude et de la magnésie (environ 200 g) pour adoucir la peau.

Nous pourrons stimuler le transit intestinal et la circulation générale en prenant un bain chaud d'environ un quart d'heure, puis une douche froide avec des frictions sur tout le corps en passant en dernier sur l'abdomen, car c'est l'endroit le plus fragile. Cette technique provoque un "effet pompe", par vasodilatation, vaso-contriction, qui augmente le débit sanguin et lymphatique et favorise ainsi l'élimination des toxines.

Conseils : Pour ceux qui ont des varices, prendre un bain chaud avec les jambes au-dehors et terminer par une douche froide sur celles-ci en partant des pieds vers les cuisses.

Le bain de pieds

Il doit durer environ 15 minutes. On oublie trop souvent nos pieds alors qu'ils nous portent toute la journée ! Ce bain est relaxant. Vous pouvez y ajouter une bonne cuillère à soupe de sel, une infusion ou 5 à 6 gouttes d'huile essentielle (par exemple : 2 de lavande, 2 de cyprès, 2 de romarin). C'est un remède efficace contre les maux de tête, la migraine, par son action dérivative. Dans le cas d'une insolation, on prendra un bain de pieds chaud et on mettra un bandeau froid sur la tête...

Le bain d'avant-bras chaud

Il doit durer environ 15 minutes. Par son action dérivative, il est préconisé pour la sinusite, le rhume, la trachéite, l'asthme... Plonger les avant-bras dans une eau à 37°, augmenter la température progressivement, puis frotter la poitrine et le dos avec un linge imbibé d'eau froide. Bien s'essuyer.

Autres pratiques

La douche écossaise

Se prend d'abord chaude, puis froide. Provoque une vasodilatation et une vasoconstriction.

Tonifie la circulation générale et le système neurovégétatif.

Le sauna

Ce n'est pas à proprement parler de l'hydrothérapie, car il s'agit d'une chaleur sèche. Mais nous l'indiquons ici car, bien faite, cette technique s'utilise en parallèle avec des bains, douches froids. Provoque une fièvre artificielle. Recommandé, car il contribue à l'élimination des toxines par la transpiration. Par là, il allège le travail des reins. Il est également bénéfique après l'exercice physique, car il aide à l'élimination de l'acide lactique.

Trois passages en cabine d'une dizaine de minutes à une température d'environ 80° (selon la capacité à le supporter), entrecoupés d'une douche-friction tiède pour enlever les toxines, puis d'un bain ou douche froid bref. Se sécher, se couvrir d'un peignoir et se relaxer quelques minutes.

Conseils :

- *Pour augmenter la sudation, prendre une infusion de plantes sudorifiques avant la séance.*
- *Le bain chaud peut remplacer un sauna : prenez une infusion de plantes sudorifiques pour en augmenter les effets. En sortant, séchez-vous puis emmitouflez-vous dans les couvertures et rajoutez éventuellement une bouillotte pour bien transpirer. Vous continuerez ainsi à éliminer vos toxines.*
- *Avant de rentrer au sauna il faut absolument avoir les extrémités chaudes. Pensez à vous passer pieds et mains sous une douche chaude. La sudation s'enclenchera plus facilement.*
- *Pour ceux qui ont une mauvaise circulation au niveau des jambes, une serviette éponge passée préalablement à l'eau froide sera appliquée sur les jambes.*

Le hammam

La chaleur est humide et moins élevée. Les effets sont plus superficiels car il ne sollicite pas de travail organique important. Il est surtout utile pour nettoyer la peau, notamment par l'usage d'un gant de crin.

Conseils : On peut commencer par un sauna, puis continuer par un hammam et finir avec une douche froide. La sensation de renouveau qui se fait sentir en fait une véritable cure de bien-être.

Les compresses froides

De l'eau entre 5° et 15°. Tonifient, calment la douleur.

Essorer le linge, le plier en plusieurs couches et l'appliquer par exemple sur des parties enflammées. Répéter l'opération plusieurs fois.

Par exemple, derrière la nuque pour donner un petit coup de fouet, sur le front en cas de migraine, sur les tendons en cas de tendinite, etc.

Le lavement

Se pratique avec une poire en caoutchouc (environ 3 dl) ou un bac à lavement (récipient pour l'eau, tuyau en caoutchouc, canule) pour des volumes plus importants (1 litre ou plus). Le liquide est injecté par l'anus dans le côlon, afin de favoriser l'élimination des toxines. Il se prend à la température du corps (37°). On utilise de l'eau, à laquelle on peut ajouter une HE ou une infusion légère à base de plantes (camomille, thym, romarin...).

La poire ne remplit que l'ampoule rectale et déclenche, par voie réflexe, la défécation et stimule en douceur les intestins. Elle se prend 2 à 3 fois de suite, jusqu'à ce que l'eau rejetée soit claire.

Détendez-vous, prenez le temps et vous verrez comme cette méthode est facile et vous libère.

Le bac à lavement peut irriguer tout le côlon. Le liquide est gardé quelques minutes afin que les matières puissent se dissoudre.

Dans les instituts spécialisés, on pratique des irrigations côloniques mais il convient de ne pas en abuser car elles risqueraient d'agresser les muqueuses.

> Pour stimuler vos éliminations ou votre circulation, pour calmer les douleurs, réparer les tissus ou tout simplement pour vous détendre, l'eau vous offre des possibilités innombrables.
> Les effets du chaud et du froid ne sont pas les mêmes.
> Le choix dépend de votre tempérament.

Maillon bien-être

> L'eau coule dans tous les robinets. Elle est votre médecine courante.
> Puisez chaque jour à sa source bienfaisante !

LES MASSAGES

Le massage libère les tensions mais peut aussi être tonifiant pour les muscles, stimulant sur le système circulatoire sanguin et lymphatique. Il favorise les échanges métaboliques, agissant sur le système cellulaire ; il transmet l'énergie par le magnétisme du masseur. Il a également une incidence sur le mental en rééquilibrant le psychique et le physique. Il faut en effet savoir que certains blocages émotionnels se répercutent sur l'organisme et provoquent des tensions musculaires.

Le massage peut être détoxiquant, car il met en mouvement les déchets. Je vous recommande de stimuler vos émonctoires par de l'exercice, des plantes diurétiques, laxatives... Le massage aura ainsi un effet en profondeur. Massez, éliminez !

Préparation - technique

Le massage se pratique généralement à deux, mais également seul, comme dans la technique du "do in" (massage du doigt sur points précis du corps et du visage : voir bibliographie). L'atmosphère doit s'y prêter. L'endroit sera tempéré, le sujet confortablement installé. Une diffusion d'huiles essentielles de même qu'une musique relaxante seront des plus agréables. Nous utiliserons du talc, de l'huile ou de la crème éventuellement additionnées d'huile essentielle. Le sujet massé est passif. Il reçoit l'énergie du masseur. Plus ce dernier aura de vitalité et plus il en transmettra au massé.

Avant toute technique de soins, on pratiquera les effleurements. Ces mouvements circulaires très légers sont utilisés dans le massage Californien. Vous pouvez, par exemple, les pratiquer sur la colonne vertébrale : les mains descendent jusqu'aux fesses pour remonte le long des flancs.

Le massage du dos

Particulièrement au niveau de la moelle épinière (dans la colonne vertébrale), il fait réagir l'influx nerveux par la circulation qui dessert toutes les parties du corps (la mœlle épinière est la continuité du cerveau qui dirige tout). Les frictions se feront à l'huile d'amande douce additionnée d'huiles essentielles (lavande, romarin...).

Le massage de la peau

Il est très utile car il augmente la température et permet aux pores de s'ouvrir. Il sollicite les glandes sudoripares et sébacées.

Les frictions au gant de crin activent la circulation sanguine et lymphatique et enlèvent les cellules mortes.

Je vous recommande les frictions avec une brosse de poils de bronze qui énergétisera la régénération cellulaire par l'échange des ions positifs et négatifs et aussi ôtera les cellules mortes .*(voir adresse fin d'ouvrage Vis ta natura)*

La balnéothérapie (air plus eau) est un massage complet qui agit en profondeur.

Rappelez-vous que la peau est issue du même feuillet embryonnaire que le cerveau. Le massage ou le toucher de la peau jouent donc un rôle très important pour un bien-être autant physique que psychique.

Le massage de l'abdomen

Il stimulera le système digestif. Il peut très bien se faire seul. Mettez-vous sur le dos ou à quatre pattes et massez-vous le ventre dans le sens des aiguilles d'une montre. Pratiquez des respirations par le ventre : inspirez profondément en gonflant le ventre et expirez en le contractant au maximum. Répétez une dizaine de fois ! Faites-le tous les jours ! Très utile en cas de constipation.

Le massage des jambes

Par leur position debout prolongée, nos jambes s'alourdissent d'une masse sanguine qui circule mal. Ce massage a pour effet de les vasculariser, de libérer la circulation sanguine.

Il est conseillé de le faire chaque soir au lit. Lever les jambes à la verticale puis, avec les deux mains, faire des massages en bracelet en partant de la cheville vers les cuisses. Environ une dizaine de fois par jambe.

Le massage du cuir chevelu

Il améliore la circulation sanguine, la nutrition des cheveux. Procure la détente.

Il se fait avec les deux mains en massant localement, sans glisser les doigts, pour décoller le cuir chevelu.

Le massage aromatique

Les huiles essentielles renforceront l'efficacité de votre massage. D'une manière générale, vous ajouterez 15-30 gouttes d'HE à 50 ml d'une huile de base.

Le massage a des actions très bénéfiques. Il :

- stimule la circulation sanguine et lymphatique
- améliore la nutrition cellulaire
- rétablit la souplesse articulaire
- tonifie et relâche les muscles
- libère les tensions
- élimine les toxines

Si ces techniques sont variées et nécessitent parfois le concours d'un spécialiste, il vous reste de nombreuses possibilités pour le pratiquer seul.

Maillon bien-être

Le massage est bénéfique du sommet du crâne
aux orteils des pieds.
À chacun ce qui lui convient !
Il pourra très bien se pratiquer en famille,
sans oublier les enfants.
En plus du bien-être, il favorisera les moments
de détente, d'écoute, de contact si importants.

L'OSTÉOPATHIE

Cette technique manuelle est pratiquée depuis les temps anciens. Elle traite des pertes de mobilité de diverses parties du corps pouvant provoquer des déséquilibres de la circulation du sang et de l'énergie nerveuse.

Les nerfs entourant les vertèbres déplacés sont responsables des troubles des organes internes.

Le mauvais alignement ou le déplacement des vertèbres peuvent altérer le fonctionnement de l'organisme.

Les lésions peuvent être de divers ordres :

- musculaire (spasmes),
- articulaire (faux mouvement, effort, position prolongée),
- adhérence viscérale (infection, intoxication, intervention chirurgicale),
- Stress émotionnel.

En se se référant à l'anatomie, l'ostéopathie évaluera la qualité des tissus modifiés et aura le geste technique libérateur. Ils s'intéressera également aux lésions secondaires proches ou distantes.

Notre corps est un ensemble de tissus (os, organes, fluides) en mouvement selon des lois bien définies. Lorsqu'un de ces mouvements est perturbé, il peut altérer la fonction de certains tissus. Ainsi, une vertèbre lombaire bloquée peut affecter les fonctions locomotrices ou digestives par liaison nerveuse directe.

Tous les tissus de notre corps sont reliés par des nerfs que commande le cerveau. Ceux qui proviennent de la base du cerveau et de la moelle épinière (dans la colonne vertébrale) sont les véhicules de ces instructions. A chaque vertèbre correspond par exemple un nerf en relation avec un organe précis.

Je conseille vivement de faire une séance d'ostéopathie au moins une fois tous les trois mois.

Le massage crânien

Le crâne a également sa mouvance au niveau des sutures maintenant les os. L'ostéopathie crânienne part du principe qu'un mauvais alignement du crâne, de la colonne vertébrale ou du bassin affecte la circulation du liquide céphalo-rachidien dans lequel baigne le cerveau et une partie du système nerveux.

Par une manipulation douce, l'ostéopathie vise ainsi à rétablir une circulation normale de ce liquide.

Très efficace pour les nouveaux nés

Le crâne du bébé peut subir diverses déformations entraînant des troubles de gravité variable. Ainsi en normalisant la structure de la tête du nouveau né l'osthéopathie peut éviter, arrêter ou diminuer les vomissements, colonne déformée, pleurs inexpliqués, problème ORL, retard de marche et de langage...

☝ L'osthéopathie recherche les pertes de mobilités, en définit les causes, rétablit l'équilibre mécanique et libère les énergies.

LA RÉFLEXOLOGIE

La réflexologie est un massage très important, car elle permet d'atteindre des organes internes. Cette technique parvient à stimuler un organe à distance, par les connexions de notre réseau nerveux.

Cela vous étonne-t-il ? Certainement pas autant que cette dame d'un cours de réflexologie plantaire qui souffrait de constipation chronique et qui, après un massage de trente minutes, a dû se rendre à la selle.

En fait, notre corps se comporte comme un émetteur-récepteur avec un vaste champ de zones-réflexes, dont les principales sont :

- la plante des pieds,
- les mains,
- le pavillon de l'oreille,
- la muqueuse nasale,
- la langue,
- la colonne vertébrale,
- l'abdomen,
- l'iris, l'œil,
- le visage (dien-cham)
- les dents...

Tout est en tout, chaque partie du corps se projette dans une autre. A priori, on ne peut déterminer quelle sera votre zone. Comme en tout, vous êtes unique et votre sensibilité locale n'échappe pas à la règle. La réflexologie, comme toute technique naturelle, est une découverte de soi. Un sujet réagira surtout à un massage sur la plante des pieds, alors qu'un autre trouvera sa meilleure voie-réflexe sur la colonne vertébrale...

Rappelons que de bons abdominaux permettent également un excellent massage de nos viscères (voir à exercice physique).

Le massage d'une zone stimule aussi la circulation sanguine et, par voie-réflexe à distance, celle de l'organe correspondant. Il sera rythmé, dynamique. On procède par ponçage avec la pulpe du pouce ou l'articulation d'une phalange. Le massage peut se faire quotidiennement. Il est généralement aisé de repérer une zone- réflexe, car celle-ci est souvent douloureuse à la pression et l'on peut y déceler comme des adhérences, des craquements. Le but est bien sûr de les faire disparaître, de les "diluer", d' "écouler" les tensions. On ne rencontre pas forcément des points douloureux, mais le massage stimulera les organes en activant la circulation et par conséquent leur sera utile.

Si le massage occasionne des désagréments du type démangeaisons, nausées.., c'est le signe que les déchets se mettent en mouvement et perturbent nos fonctions. Dans ce cas, vous devez alléger le massage (en temps et intensité), stimuler les émonctoires pour faciliter l'évacuation des toxines et avant tout tarir la source des déchets (penser au régime détoxinant, chapitre diététique).

Conseils : Si des points sensibles causent de fortes douleurs, le massage devra être de courte durée mais répété régulièrement, afin d'éviter une stimulation intense qui pourrait provoquer de trop vives réactions.

Comme application, nous prendrons deux exemples, les pieds et les mains.

Le massage-réflexe des pieds (voir schéma)

- Se décontracter le plus possible afin que les énergies puissent circuler librement.
- Tourner la cheville dans un sens, puis dans l'autre.
- Avec le poing, écraser la plante des pieds pour activer la circulation.
- Étirer les orteils, travailler les zones-réflexes.
- Repérer les points douloureux et les poncer.

Conseils : Un bain de pieds chaud auquel on ajoute du sel marin et des huiles essentielles les détend et les prépare au massage.

Vous pouvez aussi vous masser d'autres manières.
Voyons-en quelques-unes.

- Avec une planche spécialement conçue que vous trouvez en pharmacie ou en maison de diététique.
- Avec une balle de ping-pong ou de tennis que vous roulez sous les pieds.
- J'ai la chance d'habiter en bord de mer. Chaque fois que je le peux, je marche dans l'eau, je me laisse masser par le rythme de la houle, de ses mille doigts qui assouplis-

sent les articulations, détendent les muscles, font circuler le sang.

N'oubliez pas, vous aussi, d'en profiter dès que l'occasion se présentera. L'eau de mer vous enrichira par ses oligo-éléments. Marchez d'une manière dynamique avec de l'eau jusqu'aux mollets, aux cuisses, puis jusqu'au ventre. Essayez de courir ! Cet exercice vous tonifiera et sera excellent pour vos liquides intérieurs. Leur circulation s'accentuera et sera facilitée par l'état d'apesanteur.

Cet exercice est également recommandé à tous ceux qui ont des problèmes d'articulations ou de dos.

- En marchant dans le sable, toute la voûte plantaire et, par voie-réflexe, les organes internes seront massés. Lorsque vous marchez dans les galets, vous vascularisez vos pieds qui agissent comme une pompe en propulsant le sang vers le cœur. Cette pratique est excellente pour la circulation.

Le massage-réflexe des mains (voir schéma)

- Se décontracter le plus possible afin que les énergies puissent circuler librement.
- Tourner le poignet dans un sens, puis dans l'autre.
- Avec le poing, écraser la paume des mains pour activer la circulation.
- Étirer les doigts, travailler les zones-réflexe.
- Repérer les points douloureux et les poncer.

Petits conseils

- Une balle de ping-pong que vous roulez dans votre main vous fera un bon massage-réflexe de tous vos organes.
- Une forte pression de quelques minutes sur une zone-réflexe provoque l'anesthésie de la partie correspondante du corps. En agissant par exemple sur la zone du pouce, on soulage les douleurs de la tête.
- Pour avoir de beaux ongles, frottez-les rapidement les uns contre les autres pendant environ trois minutes. Au bout d'un mois, vous verrez la différence.

La réflexologie aidera à résoudre des problèmes divers tels

que migraines, insomnies souvent dus au mauvais fonctionnement de certains organes comme ceux de la digestion (estomac, foie, vésicule biliaire...). Son champ d'action n'est pas limité et elle peut même avoir une action préventive. Mais elle est surtout une technique complémentaire qui ne guérit pas tout. La santé repose comme toujours sur une hygiène de vie avec une base alimentaire.

La naturopathie recherche une guérison véritable. Son traitement en profondeur nécessite bien sûr de la patience et peut durer plusieurs semaines. Votre santé ne s'est pas dégradée en un jour. Comprenez bien que la retrouver réclame aussi un certain temps !

> La réflexologie est le seul massage qui permet d'atteindre des organes internes à distance. Notre corps a d'innombrables zones-réflexe auxquelles chacun a sa sensibilité propre.

Maillon bien-être

> Pratiquez au moins une fois par semaine le massage-réflexe de vos pieds et de vos mains. Très facile à réaliser soi-même !

Schéma de la plante des pieds

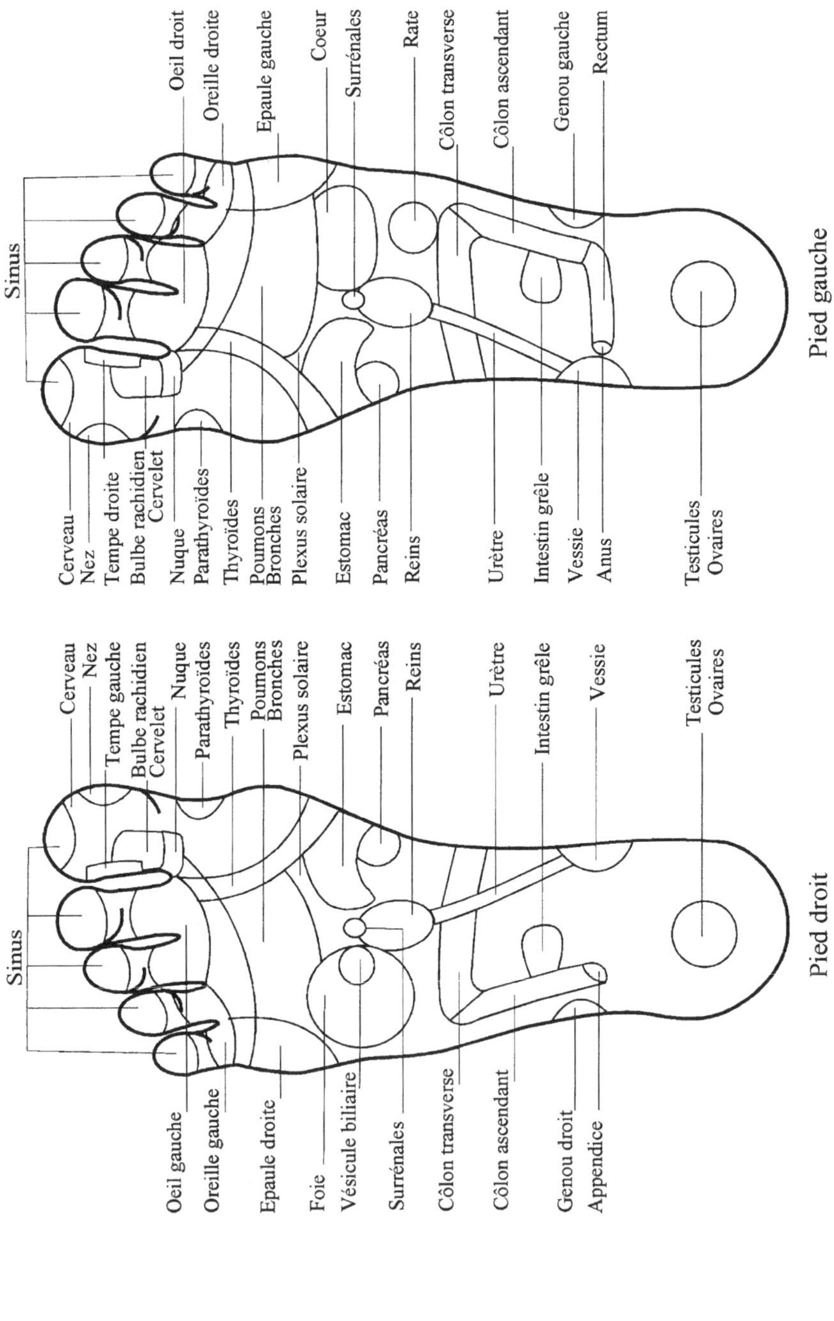

Schéma de la paume des mains

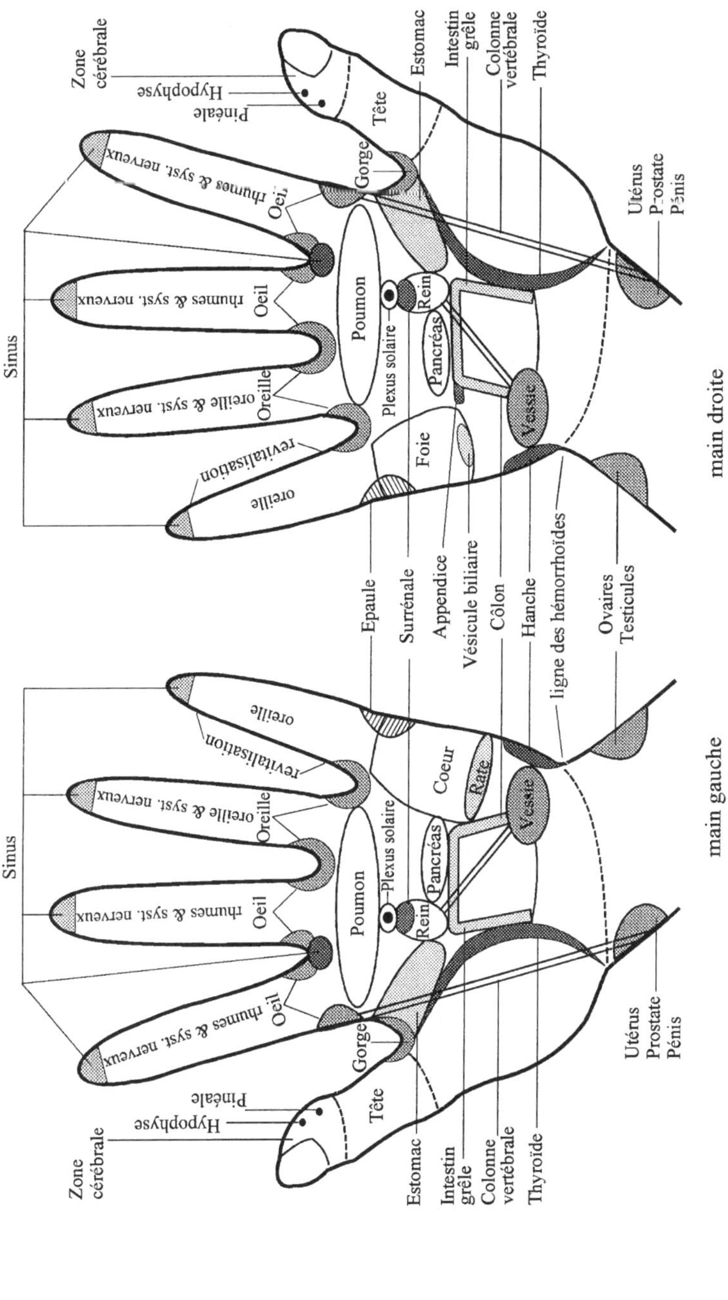

LA RESPIRATION

Nous pouvons cesser de manger plusieurs semaines et ne plus boire plusieurs jours mais nous ne pouvons cesser de respirer au-delà de 4 minutes sans mourir !

Comme nous l'avons vu, notre système respiratoire nous fournit le carburant indispensable au fonctionnement de nos cellules (oxydation). Mais, pour cela, la respiration doit être suffisamment active afin que l'oxygène atteigne les alvéoles, passe dans le sang et soit distribué aux cellules. Si respirer est un acte vital autant qu'inconscient, il faut bien reconnaître qu'il est aussi bien souvent négligé. La plupart d'entre nous respire à moitié. Nous inspirons parce que nous y sommes obligés et nous ne prenons jamais le soin d'expirer à fond.

Prenez conscience de votre respiration ! Visualisez le passage de l'air dans le nez, les bronches, bronchioles et jusqu'aux alvéoles. Votre diaphragme bouge, monte, descend, masse le cœur...

Commencez par inspirer profondément, puis expirez doucement en contractant d'abord votre abdomen, puis la cage thoracique et le sommet de la poitrine. Répétez l'exercice plusieurs fois ! Imaginez, ou encore mieux, respirez de bonnes odeurs, des énergies positives, laissez-vous pénétrer par leur courant bienfaisant et rejetez vos tensions en expirant.

La respiration énergétise et purifie ! Respirez pleinement! Vous ferez bouger votre diaphragme qui est une vraie pompe organique et joue un rôle important dans la circulation sanguine, aidant le cœur et massant les viscères.

Sachez aussi qu'une bonne ventilation pulmonaire active la combustion des graisses.

Tout, dans notre corps, fonctionne grâce à l'oxygène : les mouvements, la pensée, la digestion.

Chez les enfants, l'oxygénation est très importante, car elle irrigue les cellules cérébrales et permet une meilleure concentration sur leur travail. Il leur est conseillé de s'oxygéner avant de faire leurs devoirs. Les enfants ayant des difficultés scolaires auront de ce fait tout intérêt à profiter de leur temps libre pour bouger, prendre l'air, sortir en campagne, en forêt...

Mieux respirer

L'expiration

N'avez-vous jamais remarqué que vous soupiriez à intervalles plus ou moins réguliers ou pour exhaler un énervement, un trop-plein de tensions ? C'est le signe que vous ne videz pas assez vos poumons. Prenez l'habitude de le faire, cela leur permettra de mieux se réoxygéner. Trop souvent, notre oxygène ne se renouvelle pas car il n'arrive pas jusqu'aux alvéoles.

Quand le filtre de votre aspirateur est plein, son rendement est réduit. Vous devez d'abord le vider complètement pour lui permettre d'aspirer convenablement. Il en est de même pour vos poumons.

Souvenez-vous : votre capacité respiratoire dépend aussi de votre manière d'expirer : plus vous expirez et plus vous pouvez inspirer !

Le rythme respiratoire

Lorsque vous devez effectuer un effort prolongé comme monter les escaliers, un bon rythme respiratoire vous aidera. Inspirez sur les deux premières marches et expirez sur les deux suivantes. Vous aurez beaucoup moins de peine à gravir les étages. De même, lorsque vous devez grimper une côte importante, inspirez sur trois pas et expirez sur les trois suivants. Vous serez étonné d'arriver au bout avec un minimum d'essoufflement.

Si toutefois il vous arrive d'être hors d'haleine, haletez rapidement pendant quelques secondes et inspirez deux ou trois fois profondément, puis recommencez jusqu'à ce que votre respiration retrouve son rythme normal.

La méthode suivante peut vous libérer de la fatigue, de la nervosité : inspirez profondément, puis, en rapprochant vos omoplates, expirez lentement et à fond. Après quelques secondes, relâchez vos omoplates, puis inspirez lentement et profondément jusqu'à éprouver une sensation de plénitude dans vos poumons. Expirez lentement par la bouche en rapprochant à nouveau les omoplates. En répétant une dizaine de fois cet exercice, vous aurez rechargé votre organisme en oxygène et un bien-être général s'ensuivra.

Bougez, éliminez !

Il n'y a rien de tel que l'exercice physique pour améliorer votre capacité respiratoire. Lorsque vous êtes assis dans un fauteuil, à lire ou regarder la télévision, vous oubliez l'importance de la respiration et vous la négligez. Lorsqu'au contraire, vous avez une activité physique, vous êtes obligés d'en tirer le meilleur parti. La ventilation de votre système respiratoire est décuplée, vos voies sont nettoyées et les déchets (poussières, mucosités...) facilement éliminés. Faites-en l'expérience : courez jusqu'à être essoufflés. Vous allez sans doute vous mettre à tousser et à cracher. Sans le savoir, vous aurez effectué un premier "ramonage" de vos voies respiratoires. Avec un peu de pratique, d'entraînement, vous irez déloger des déchets de plus en plus profonds, vous donnerez une cure de jouvence à votre organisme.

Méthodes particulières pour améliorer l'oxygénation

Rappelons l'utilité des diffuseurs d'huiles essentielles qui enrichissent et négativent l'air (voir Aromathérapie). Nous évoquerons deux autres appareils, le bol d'air Jacquier et le Plent, ainsi que l'influence de l'ozone et la pratique du yoga.

- *Le bol d'air Jacquier* libère un composé fixé par nos globules rouges et augmente de ce fait notre oxygénation pulmonaire.
- *L'appareil Plent* permet un exercice respiratoire en inspiration-expiration forcées et développe ainsi notre volume thoracique.
- *L'ozone* est un gaz composé de plusieurs atomes d'oxygène. Probablement en avez-vous déjà senti le parfum légèrement âcre qui accompagne certains orages. La sensation a dû être agréable. La raison en est simple : l'ozone augmente le taux d'oxygène dans l'air.

  Nous pourrons aussi faire un traitement d'ozone au moyen d'appareils spécifiques. Comme pour le bol d'air Jacquier et le Plent, ceux-ci se trouvent dans certains instituts spécialisés ou en thalassothérapie (par exemple à l'Institut Alain Rousseaux 46, rue de la Victoire 75009 Paris).
- *Le yoga* est une discipline qui permet la maîtrise de l'esprit et du corps. Le hatha yoga fait travailler à la fois la

souplesse et la respiration. Diverses postures, une respiration consciente et approfondie, un rythme varié solliciteront tous les niveaux de nos poumons (antérieur, postérieur, haut, bas) et amélioreront notre oxygénation.

Régénérez-vous !

Personne ne peut éviter toutes les pollutions. Par contre, vous pouvez choisir de les limiter et aussi, à chaque fois que cela vous est possible, vous régénérer. Ressourcez-vous à l'air pur, celui de la montagne, des forêts, de la nature non empoisonnée. Soûlez-vous d'oxygène en y faisant des marches toniques, du sport ou simplement de la promenade. A chacun ce qui lui convient et selon ses moyens ! Mais n'oubliez pas : plus vous demandez d'efforts positifs à votre organisme et plus il vous récompense ! N'avez-vous jamais remarqué comme le sommeil était calme, profond après une fatigue naturelle et bienfaisante telle que celle qui suit une course en montagne ? Tout votre corps est relaxé, bercé par une sensation d'ivresse. Vous êtes littéralement "shootés" à l'oxygène !

En résumé

- L'oxygène est l'atome de base de toutes vos réactions organiques. En oxydant les déchets, il est aussi une excellent dépuratif sanguin.
- Respirez profondément pour nourrir vos cellules en oxygène ! Une mauvaise respiration, une oxygénation insuffisante pourront provoquer des troubles divers qui affecteront votre digestion, votre travail cérébral.
- Pour améliorer votre oxygénation, faites de l'exercice physique et contrôlez votre respiration. Le yoga est une discipline qui la développera.
- Il existe aussi divers appareils : les diffuseurs d'huiles essentielles, le bol d'air Jacquier, le Plent et les ozoniseurs.

Maillon bien-être

Prenez chaque jour conscience de votre respiration !
Inspirez, expirez au moins dix fois profondément !

CESSER DE FUMER

Je ne vais pas revenir sur les méfaits du tabac mais aider ceux d'entre vous qui sont encore fumeurs, à abandonner leur funeste pratique. Si vous y avez déjà songé, vous avez fait le premier pas, vous êtes déjà sur la voie de la liberté. Lisez alors ce qui suit.

Comme toujours, la première démarche consiste à une prise de conscience de son comportement. Prenez du recul, essayez de vous observer sans passion et en toute objectivité. Comment en êtes-vous venu à fumer ? Est-ce pour jouer au grand, au caïd, pour tenter une nouvelle expérience ou faire comme votre entourage ? Quelle que soit la réponse, il vous faudra bien avouer que le besoin n'en était pas le motif et le plaisir tout relatif. Vous avez peut-être essayé d'avaler la fumée, d'y prendre goût, découvrir ce que le fumeur semble tant apprécier ? Le résultat fut que vous vous êtes mis à tousser, cracher, pleurer et... probablement à rire de votre aventure. Ces premières réactions ne sont pas la manifestation d'une allergie, mais correspondent à un rejet de votre organisme. A ce moment-là, il a encore toute sa vitalité pour essayer d'expulser le poison qui l'agresse. Mais avec le temps, il prend l'habitude de l'agression, n'élimine plus et s'intoxique progressivement. Le sujet aura pris l'habitude de fumer, il ne ressentira plus les premiers désagréments et se donnera l'illusion du plaisir, jusqu'à ce que la maladie se révèle sournoisement.

Les raisons d'arrêter

Comment se peut-il que vous soyez devenu un vrai fumeur ? Comment ce qui, au départ n'était qu'un jeu, une expérience nouvelle, un style soit transformé en besoin ? Vous avez peut-être répété l'expérience jusqu'à y trouver du plaisir. Ou alors, cette pratique vous a apporté une certaine assurance. Peut-être qu'elle vous calme lorsque quelque chose vous énerve. Et si ce n'était simplement que par habitude, par geste machinal ? Les raisons sont multiples, les excuses aussi. Ce que je vais vous démontrer, c'est que les raisons d'arrêter sont bien plus évidentes. Essayez d'abord de répondre à ces deux questions :

- Est-ce que je fume par habitude ?
- Quel plaisir effectif la fumée m'apporte-t-elle ?

Si le tabagisme n'est qu'une habitude, vous allez sereinement répondre à la seconde question en avouant que l'effet agréable est finalement bien peu de choses comparé à l'odeur nauséabonde de la fumée et au goût âcre qui reste dans la bouche. Vous ne les sentez plus ? Alors c'est que votre habitude s'est transformée en manie et que vous n'êtes plus objectif. La fumée n'est peut-être pas tout à fait un plaisir, mais elle fait partie d'une sorte de rituel, d'association de "plaisirs" du genre café ou alcool. C'est normal, il est bien connu que les poisons attirent les poisons. Supprimez un membre du couple et vous verrez que l'envie des autres disparaîtra. En pratiquant un jeûne, on désintoxique l'organisme. Les poisons alimentaires, le café, l'alcool, le tabac s'éliminent progressivement et nous ne sentons plus le besoin d'en prendre.

Si, par contre, le tabac est devenu un besoin, une nécessité, vous êtes en danger et vous devez réagir immédiatement ! Allez-vous être longtemps encore réduit à l'esclavage ? Vous êtes probablement d'accord avec moi, mais vous estimez, à juste titre d'ailleurs, que la pensée ou la parole sont choses faciles par rapport aux actes. Dans votre cas, arrêter de fumer sera difficile, exigera un effort de volonté important. En avez-vous, de la volonté ? Dites-vous que vous êtes plus fort que vos chaînes, que vous êtes capable de vous en libérer. Faites-en un défi personnel et partez gagnant ! Délivrez-vous de votre dépendance, de cette illusion de plaisir et redécouvrez les vrais plaisirs naturels. N'oubliez pas non plus que votre fumée intoxique aussi les autres ! Les enfants y sont particulièrement sensibles, et pour les bébés cela représente une véritable agression. Pour vous, mesdames, qui avez le bonheur d'attendre un enfant, sachez que le fait de fumer met sa santé en grave danger et qu'il risque d'en souffrir toute sa vie. Si vous ne pouvez vous arrêter pour vous, faites-le au moins pour lui !

Bien sûr, il faudra vous motiver, mais vous ressentirez rapidement une amélioration de votre état. Vous serez moins essoufflé, vous aurez plus d'énergie, plus d'appétit, plus de goût, d'odorat pour apprécier les saveurs et les odeurs. Après une durée de désintoxication où vous serez peut-être irritable, vous retrouverez le calme, vous aurez un sommeil plus profond. A ce propos, voyez comme le tabac est vicieux : la plupart de ses adeptes se mettent à fumer davantage lorsqu'ils sont énervés, pour calmer leur tension, la faire en quelque sorte "partir en fumée". Or, c'est exactement l'inverse qui se produit puisque le tabac est un excitant, qu'il accélère les pulsations cardiaques !

Vous craignez de prendre du poids en cessant de fumer ? Si celui- ci n'est pas au-dessus de la normale, vous vous inquiétez à tort. Si, par contre, vous avez des kilos superflus, il vaut mieux changer de régime alimentaire que prendre une drogue qui vous pollue. Le tabac ne coupe pas seulement l'appétit, il agresse également la muqueuse stomacale, peut provoquer des gastrites et des ulcères.

Les moyens de réussir

Vous êtes décidé, vous voulez tenter le coup ? Bravo ! Mais permettez-moi de vous donner encore quelques conseils pour que votre épreuve réussisse.

Choisissez le moment propice pour passer de la décision aux actes. Ne le faites ni en période de stress, ni d'instabilité. Profitez d'un week-end calme dans la nature, de vos vacances...

En réduisant votre consommation de tabac vous faites déjà le premier pas. Ne reculez pas, persévérez ; vous êtes capable d'arrêter. Limiter c'est bien ; supprimer c'est beaucoup mieux !

Une activité physique vous aidera aussi à éliminer le tabac, à vous faire passer son envie.

Encouragez-vous, prenez votre entourage à témoin en leur annonçant la grande nouvelle. La surprise, l'admiration que l'on vous rendra seront vos premières récompenses et, souvent, vous feront hésiter de recommencer pour ne pas décevoir.

Octroyez-vous des compensations. Vous vous privez d'un côté, donnez-vous en contrepartie certains plaisirs. Si vous étiez un grand fumeur, vous allez réaliser des économies non négligeables. Utilisez-les pour vous offrir un voyage, acheter un objet qui vous faisait envie... Ils seront vos trophées personnels, les témoins de votre défi.

A chaque fois que l'envie de fumer vous reprend, comme un réflexe, opposez-lui un contre-réflexe. Rappelez-vous votre décision, dites-vous que ce bref "plaisir" n'est rien en comparaison du mal que vous vous faites. Détournez votre pensée sur des projets, des moments agréables...

Vous verrez qu'une envie est souvent instantanée, qu'elle s'envole aussi vite qu'elle est venue. A chaque fois que vous refusez une cigarette, vous facilitez le refus suivant.

Plutôt que de vous détruire, créez, trouvez-vous de nouveaux hobbys (bricolage, peinture...) et soyez fiers de vous !

Pour vous aider, prenez de la vitamine C en gélules (type Acérola) ; du fucus pour éviter les fringales, de la valériane pour pallier le stress ; pour vos voies respiratoires, le matin à jeun une cuillère à café de miel avec une goutte d'huile essentielle de thym et la journée, des tisanes d'eucalyptus et de bourgeon de pin.

Pour vous soutenir, rajoutez un suivi psychologique.

On ne le dira jamais assez : Non seulement le tabac cause le cancer du poumon mais aussi bien d'autres...

Aujourd'hui, et un peu partout, on interdit de fumer dansles lieux publics. Voilà encore une motivation supplémentaire pour vous aider à faire le pas vers votre mieux-être et celui d'autrui..

Si je me suis attardée sur le tabagisme, c'est qu'il est l'un des fléaux les plus répandus. Mes remarques ne s'arrêtent pas à lui mais concernent toutes les dépendances comme l'alcool, les drogues...

Sachez que vos proches, par leur soutien et leur amour, pourront vous être de grand secours et qu'il existe aussi des associations pour vous aider.

> Arrêter de fumer ou de boire signifie se libérer d'une dépendance, retrouver des sensations naturelles, respecter les autres pour partager une qualité de vie.

LA RELAXATION ET LE SOMMEIL

La relaxation et le sommeil sont indispensables à notre équilibre. Mais, s'il paraît évident que nous devons nous recharger, il est tout aussi important de ne pas dilapider notre énergie. Alors n'oubliez pas la prévention et veillez à avoir une alimentation saine, à éviter les excès, les pollutions qui perturbent votre santé.

La relaxation

De nos jours, bien des personnes se plaignent d'être fatiguées. En examinant les cas, on s'aperçoit que leur fatigue est très souvent d'ordre psychologique. L'accumulation du stress, des soucis, des conflits moraux, l'angoisse, épuisent notre énergie. Dans ce sens, la relaxation est avant tout un état d'esprit. En fait, ce n'est pas tant l'extérieur qui cause nos troubles, perturbe notre équilibre mais bien plutôt notre manière de réagir aux agressions.

Nous devons apprendre à nous détendre, à avoir des réactions positives face aux situations difficiles. Cela signifie d'abord être plus attentif à son comportement, essayer de le modifier.

Lorsque quelque chose vous perturbe, vous prenez souvent une attitude crispée. Vos muscles se tendent, vos mâchoires se serrent, l'estomac se noue, les sourcils se froncent... Prenez-en conscience et réagissez ! Par des images positives, par une respiration calme et profonde, par un relâchement musculaire faites entrer la détente en vous. Évadez-vous du stress et découvrez cet abri intérieur qui vous protège des agressions. Cette réaction sera salutaire et vous remarquerez que la simple détente musculaire entraînera votre relaxation mentale.

Au réflexe conditionné, vous devez opposer un contre-réflexe. Vous prenez votre bain ou votre repas et le téléphone se met à sonner. Cela vous énerve et gâche votre moment de détente. Mais votre avenir dépend rarement d'un coup de fil et rien ne vous oblige à vous précipiter à la première sonnerie. Prenez l'habitude de l'accueillir avec calme et si vous n'y parvenez pas, faites comme moi: décrochez ou mettez-vous sur répondeur lorsque vous ne voulez pas être dérangés.

Notre mode de vie et ses excès, notre environnement et ses espaces antibiologiques (pollution atmosphérique, béton, bruit, lignes à haute tension...) sont des dévoreurs d'énergie. Nous vivons sur nos réserves et les épuisons jusqu'à devenir des fatigués chroniques, des dépressifs avec une défense immunitaire très amoindrie.

Pour retrouver votre équilibre, vous devez vous régénérer, faire des pauses, vous couper régulièrement, par le corps autant que par l'esprit des influences négatives. Chacun de nous a cette possibilité, il suffit de le vouloir !

Consacrez au moins une journée par semaine à vous détendre, à vous occuper de votre bien-être. Pour cela, il y a les week-ends et les vacances. Voyons comment vous pourriez profiter de ces moments privilégiés.

Commencez par vous lever naturellement, sans réveil.

Prenez conscience de votre corps et de votre esprit ; vous allez vous occuper spécialement d'eux.

Allez respirer l'air pur à la campagne, en forêt, en montagne, à la mer. Sortez si possible à deux ou en famille.

Laissez montre et horaires à la maison, vivez à votre rythme ! Ce jour, le temps est devenu votre serviteur. Pour une fois, c'est vous qui décidez de lui et non l'inverse !

Gorgez-vous des beautés de la nature, utilisez vos cinq sens : touchez-la ; emplissez-vous de ses parfums, de ses couleurs, de sa force vitale, cueillez ses fleurs, ses fruits, dégustez-les, écoutez le chant des oiseaux, le clapotis d'un ruisseau ou tout simplement le silence.

En rentrant, préparez-vous un bain chaud ou froid, selon votre tempérament. Diffusez des huiles essentielles afin de purifier et négativer l'atmosphère. Prenez une bonne tisane ou un bouillon de légumes.

Mettez une musique douce et pratiquez des massages.

N'oubliez pas de vous détendre ensemble. Communiquez, échangez vos idées, cultivez-vous !

Le partage avec les proches, vrai, tendre, amoureux ; la joie, le rire sont des catalyseurs d'énergie.

Ne cherchez pas des excuses du genre travail, ménage, cuisine, enfants !.. On trouve toujours du temps pour s'occuper de soi et il y a toujours des personnes pour se charger momentanément d'un enfant en bas-âge.

Pensez à avoir une alimentation légère. Offrez également la détente à votre système digestif.

La relaxation c'est savoir écouter son corps, respecter ses rythmes naturels et appuyer parfois sur la touche " Pause ".

Faites respirer votre corps et votre esprit afin de les recharger en énergie ! Ce n'est pas un moment d'inactivité, mais du temps consacré à votre bien-être. Ne le prenez donc pas comme du temps perdu mais comme du temps consacré à vous-mêmes. Reposer son corps et son esprit est nécessaire. Cela permet de les reconstruire. Souvent, il est plus difficile de déconnecter son cerveau. Il faut cependant le mettre parfois en veilleuse, en se rappelant que la vie ne vient pas de la tête, mais du bas, du ventre de notre mère. Sachez relâcher votre cerveau pour vous recentrer sur votre origine. Acceptez la magie d'exister, tels que vous êtes. Laissez à votre corps et à votre esprit le temps de se recharger. Respirez profondément. Inspirez-expirez par le ventre. Sentez vos cellules se nourrir de ce fluide qui vitalise votre corps et votre esprit. Vos pensées deviennent plus claires, plus positives, vos décisions plus nettes.

En Annexe 2, vous trouverez un exemple de relaxation à pratiquer chez soi et, en Annexe 3, des conseils de beauté, détente et bien-être.

En résumé

☝ Les agressions multiples dont nous sommes l'objet nous prennent beaucoup d'énergie. Pour retrouver votre équilibre, vous devez prendre conscience de votre comportement et apprendre à vous détendre. La relaxation est une pause consciente.

Mais vous devez aussi éviter de gaspiller votre énergie par les excès de tout ordre.

Cela passe en premier par un état d'esprit, un choix délibéré.

Se relaxer, c'est refuser le stress et privilégier l'harmonie avec les proches et la nature.

Le sommeil

Son importance est bien connue. Le sommeil est une nécessité. Le négliger rend irritable, agressif et, à la longue, perturbe notre équilibre.

Si chacun de nous a sa durée minimale, ses cycles, il est des facteurs qui ne trompent pas. Lorsque l'on se réveille vaseux, gonflé, c'est le signe que les déchets perturbent notre organisme et que notre sommeil n'a pas été assez long, assez réparateur pour assurer son épuration.

Bien dormir est indispensable à la régénération de votre organisme, à sa recharge en énergie.

Les causes de l'insomnie sont nombreuses. Une mauvaise alimentation, les carences en minéraux, oligo-éléments tels que magnésium, calcium, lithium..., l'excitation psychique, la tension nerveuse sont les plus fréquentes. Dans la plupart des cas, nous "assommons" ces problèmes par des pastilles qui deviennent de véritables drogues. Avec le temps, on ne parvient plus à dormir sans elles, on en devient dépendant, on doit augmenter les doses et on s'intoxique progressivement.

Il existe pourtant des moyens simples et inoffensifs pour améliorer la qualité de votre sommeil.

Voici quelques conseils.

- Orientez votre lit de façon à avoir la tête au nord et les pieds au sud.
- Ayez les pieds chauds et la tête froide.
- Ayez un bon matelas, ni trop mou, ni trop dur. Vos draps et vos couvertures seront en fibres naturelles et auront des couleurs tendres, gaies.
- La température de votre pièce doit être douce, plutôt fraîche. Veillez à ouvrir une fenêtre pour que l'air se renouvelle.
- Détendez-vous avant de vous coucher. Un bain chaud diminuera la tension nerveuse et musculaire. Évitez toute excitation psychique (lectures, films agressifs...) et déconnectez votre mental. Une bonne fatigue pourra être amenée par une longue promenade, une activité physique. Le massage, la réflexologie, la relaxation pourront aussi vous apporter une aide précieuse.
- Ayez une alimentation saine et légère, surtout le soir. Éliminez les excitants (café, thé, cacao, alcool, cola, tabac...) et prenez plutôt une tisane (fleur d'oranger, tilleul, valériane, passiflore, coquelicot...) qui vous apaisera.

En résumé

☝ Pendant le sommeil, l'organisme répare vos tissus et vous purifie.
Le sommeil vous recharge en énergie et vous rend optimiste.
L'excitation psychique et physique provoque des insomnies.
Pour avoir un sommeil sain et naturel, il faut choisir une alimentation légère, éliminer les excitants, trouver le calme, déconnecter le mental.
La qualité de votre lit, son orientation, la température et la qualité de l'air sont aussi déterminantes.

Maillon bien-être

Chaque jour, consacrez quelques minutes à vous relaxer et au moins une fois par semaine, offrez-vous une journée de détente !

Maillon bien-être

Le sommeil n'est pas une perte de temps mais au contraire un gain d'énergie ! Veillez à sa qualité, chacune de vos nuits est importante !

LES RAYONS (Actinologie) ET LE MAGNÉTISME (Fluides)

Combien d'entre nous ont tendance à ne tenir compte que de la matière, du corps physique, car ils sont les seuls accessibles à leur perception matérielle et à leur mental rationnel. La personne éclairée, au contraire, verra une multitude de facettes dans l'être humain, des structures, des mouvements d'énergie, de formes, de couleurs, de vibrations qui gravitent autour de son corps physique. Ne dit-on pas d'une personne qu'elle rayonne, lorsqu'elle étincelle de joie et de bien être ?

Les rayons et les fluides font partie de ces structures. Si nous les distinguons, nous pouvons aussi dire qu'ils appartiennent à la même famille et que leur application revêt des formes similaires. La nature, comme toujours, en est le ciment incontournable.

Les rayons et leur rôle

Un rayon est la trajectoire émise par une source de radiations (lumière, chaleur, électricité, radio-activité, ondes hertziennes...). Il se propage par des vibrations : un son est le résultat de l'agitation des molécules d'air ; les couleurs sont des vibrations de lumière émises par des corps, etc...

Nous mesurons les radiations par leur longueur d'onde, soit la distance parcourue pendant une période de vibrations.

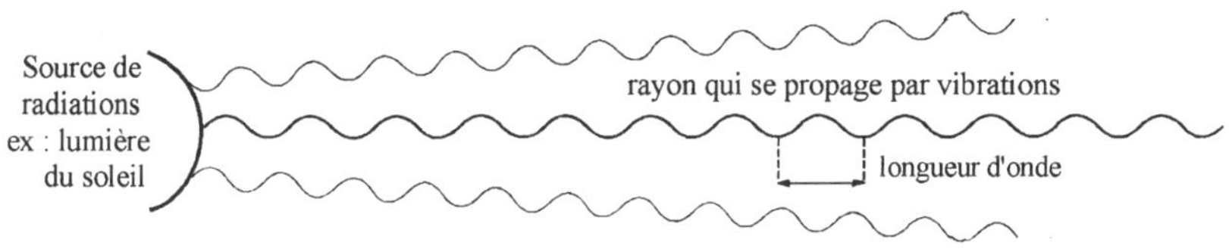

Quelques exemples : les rayons gamma et alpha (radio activité) ont une longueur d'onde très courte ; on trouve ensuite les ultraviolets puis la lumière solaire visible, présente par exemple dans les sept couleurs du spectre de l'arc-en- ciel ; les infra-rouges ont des ondes plus longues ; les ondes hertziennes (radio, télévision), quant à elles, se mesurent en kilomètres.

Influence des rayons

La santé repose sur l'équilibre de nos cellules. Si la radio activité est dangereuse pour les organismes vivants, c'est que, précisément, elle perturbe la vibration de leurs atomes cellulaires. Selon le même principe agissent les mauvaises radiations (radiographie, haute tension, micro-ondes, ordinateurs...)

Parmi les rayonnements bénéfiques pour notre organisme, citons la lumière solaire, les infrarouges qui apportent une chaleur sèche, les courants galvanique, faradique, etc...

C'est grâce à la situation idéale de la Terre dans le système solaire que la vie s'est pareillement développée. Ses premières formes complexes, les végétaux, ont besoin de lumière solaire pour vivre et se reproduire. Par photosynthèse* , les plantes se nourrissent et nous fournissent l'oxygène. Le soleil joue un rôle capital en nous transmettant lumière, chaleur et nourriture.

L'ensoleillement est bénéfique pour tout le corps, il a un effet relaxant et antidépresseur. Il permet entre autres la synthèse de la vitamine D (voir Chapitre 3 à Sytème cutané), stimule la peau (glandes sudoripares et sébacées, couche basale), améliore la cicatrisation des plaies, l'aseptisation et l'ossification. Les sept couleurs du spectre solaire ont aussi une influence positive sur nos fonctions.

Nous avons tous notre seuil de sensibilité au soleil et nous devons l'y adapter. Une exposition progressive qui débutera à l'ombre permettra à votre peau de se protéger en produisant le pigment nécessaire (mélanine). En évitant les heures agressives, en appliquant des produits protecteurs, en privilégiant l'activité à l'exposition statique, vous redonnerez vitalité à votre organisme tout en préservant votre peau d'un vieillissement prématuré.

Le rayonnement solaire ne se limite pas à notre étoile, mais à tous les astres qui le renvoient et nous influencent selon leur distance et leur position. La discipline qui en étudie les effets nous est bien connue, puisqu'il s'agit de l'astrologie.

À vrai dire, nous sommes baignés dans un vaste océan de radiations en provenance du cosmos (étoiles, galaxies, explosion originelle...) qui influencent notre être.

---

* *Photosynthèse : transformation de l'eau et du dioxyde de carbone de l'atmosphère en sucres.*

Les effets thérapeutiques de certains rayons

L'électrothérapie

L'effet du rayonnement électrique sur notre organisme varie selon son intensité. A plus de 400 volts il devient mortel, alors que jusqu'à une dizaine de volts il pourra être curatif.

- En naturopathie, nous nous intéressons au *courant galvanique* (quelques volts) qui aura un effet stimulant sur nos cellules, réchauffera nos tissus et activera la circulation de nos liquides intérieurs. Le traitement consistera à appliquer des plaques positives et négatives au moyen d'un appareil spécialement conçu et ce, particulièrement, dans les affections de type arthritique.
- Pour la rééducation des muscles, nous emploierons des appareils à *courant faradique* (périodique) qui provoquent une contraction de nos cellules musculaires.
- On fera également appel à *l'ionisation*. Cette technique emploie des appareils à faible courant entraînant des corps actifs (sels, algues...) dans les tissus. On y a notamment recours dans le traitement de la cellulite.
- La *négativation* aura pour objet de nous recharger en électrons négatifs. Il faut en effet savoir qu'une mauvaise hygiène de vie (pollution, fumée du tabac, alimentation dénaturée, cuisson, vêtements synthétiques, drogues...) perturbe l'équilibre de notre corps en le positivant électriquement. La négativation permet de retrouver nos échanges métaboliques, de rééquilibrer nos fonctions. Elle peut se faire par des diffuseurs d'huiles essentielles (voir à Aromathérapie), par des ioniseurs électriques, mais surtout par l'ionisation naturelle.

La ionisation naturelle

Nous sommes soumis à un bombardement constant de microparticules cosmiques qui percutent les molécules d'air, les ionisent négativement.

Nous en ressentons surtout l'influence en montagne où viennent s'ajouter en plus les ultraviolets. On a constaté que leurs meilleurs effets se situaient à une altitude comprise entre

800 et 1 400 mètres.

Une forte ionisation est également produite par la photosynthèse des plantes. C'est d'ailleurs la raison pour laquelle on se sent bien en forêt. Quant au plancton, il nous fournit les 80 % de l'oxygène ionisé de notre atmosphère. Voilà encore une raison de plus pour nous inciter à préserver nos forêts et nos mers !

Mais une cascade, comme une simple douche qui pulvérisent les gouttes d'eau et les font retomber, produisent une quantité importante de ions négatifs.

Nous avons tous ressenti cette forme d'oppression, de lourdeur qui précèdent un orage. L'atmosphère est chargée d'ions positifs qui sont la cause de ce malaise. Au moment où l'orage éclate, l'ozone emplit l'air et la pluie ionise négativement l'atmosphère. Nous ressentons alors un grand soulagement, un bien-être.

En résumé

☝ Certains rayons peuvent avoir un effet curatif. Parmi eux, nous relevons les infrarouges et surtout la lumière solaire, dosée à bon escient.

La naturopathie fait appel à la ionisation, la négativation et à divers courants électriques de faibles voltages (galvanique, faradique) qui stimulent nos cellules, la circulation de nos humeurs, rééduquent la musculature, améliorent nos fonctions en rééquilibrant nos charges électriques.

Nous trouvons une ionisation naturelle dans les rivières, cascades, à la mer, par le mouvement vif de l'eau, ainsi qu'en forêt et à moyenne altitude.

Maillon bien-être

Vous avez besoin des rayons bénéfiques !
Rechargez-vous par la lumière solaire,
la ionisation naturelle !

Le magnétisme

Notre organisme est une véritable machine électrochimique. Pour que la vie puisse s'exprimer, elle a besoin du calorisme (chaleur), du phosphorisme (lumière : nos os sont constitués de phosphore), du galvanisme (électricité) et du magnétisme (fluides, vibrations).

Quel sens donner au magnétisme ?

Qu'entend-on par magnétisme ? L'effet d'attraction ou de répulsion qu'une force exerce sur les corps, ou, en règle générale, l'action réciproque que les corps ont les uns sur les autres. Nous connaissons tous l'effet d'un aimant sur un métal ; de même, à la surface de notre globe, nous pouvons observer un champ magnétique. Mais le magnétisme existe aussi à l'échelle humaine. Chacun de nous produit un rayonnement et certaines personnes ont la faculté de canaliser cette force, de l'amplifier pour soigner et soulager les maux. Nous parlons dans ce cas de magnétisme curatif, d'imposition des mains. Cette pratique remonte fort loin, puisque les prêtres égyptiens s'en servaient déjà, tout comme Jésus- Christ, qui guérissait avec ses mains.

En naturopathie, on entend par *fluides* (magnétisme), les rayonnements subtils de notre organisme (pensées, aura, chakras...). Chaque être vivant émet une certaine quantité et variété de vibrations. Elles proviennent de nos quatre corps : spirituel ("âme"), mental (pensée), vital (essence de la vie) et minéral (structure atomique). Tout est énergie. Une pensée émet des ondes, a un taux vibratoire. Votre entourage reçoit les bonnes comme les mauvaises pensées que vous émettez, par l'énergie qu'elles véhiculent.

Le champ électromagnétique émis par notre corps et que l'on appelle "*aura*" a été photographié (*effet Kirlian*). Il figure des "bâtonnets" irradiant à la surface de la peau. La longueur des bâtonnets, la luminosité, la densité de l'aura nous renseignent sur notre état physique.

Les chakras sont des points d'énergie situés au niveau des plexus nerveux. Ils servent entre autres de base à l'acupuncture chinoise.

D'où vient notre magnétisme ?

L'homme, comme tous les êtres vivants et d'ailleurs même les minéraux, est constitué d'une multitude d'atomes se déplaçant à très grande vitesse. Or, nous savons que ces atomes sont composés de particules à charges positives, les protons et négatives, les électrons.

L'étude scientifique a démontré que l'homme était à la fois émetteur et récepteur de rayonnements électromagnétiques* (infrarouges, ultraviolets, radio-électriques...).

Notre cerveau émet un influx électrique appelé ondes cérébrales. Mais chaque point de notre épiderme a un certain potentiel électrostatique** qui dépend de notre état général, comme de l'environnement. Ce rayonnement a été mesuré. Au bout des doigts et chez un individu sain, il atteint en moyenne 3 000 volts électrostatiques.

Sur la même longueur d'onde

Je me suis souvent posé ces questions : pourquoi y a-t-il des endroits où je me trouve mieux qu'à d'autres ? Comme je me sens bien dans cette pièce ! Pourtant, l'autre est plus jolie ; à quoi cela tient-il ?

Un jour, j'étais dans une maison agréable et j'entrais dans une chambre qui devait être la mienne. Dès les premiers instants, je ressentis comme une oppression, un malaise latent. Par la suite, je devais apprendre qu'un enfant très malade y avait séjourné.

Vous aussi, vous préférez plutôt cet animal que cet autre, vous êtes plus sensibles à une odeur, couleur, plus réceptifs à un son, une mélodie. Savez-vous pourquoi ? La réponse est simple : leurs ondes sont en osmose avec les vôtres !

Comme nous l'avons vu, toute matière a une structure atomique, donc un système d'ondes et nous en sommes à la fois émetteurs et récepteurs. Pour être bénéfiques, les ondes doivent convenir à notre nature et nos besoins. Leurs vibrations peuvent alors se réunir et s'amplifier.

---

* *La force électromagnétique gouverne les réactions chimiques et les manifestations de la lumière. Elle est l'agent de cohésion et de fonctionnement des cellules et des organismes.*

** *C'est l'électricité développée par frottement.*

Elles peuvent ainsi combler nos carences et nous procurer le bien-être. Une bonne vibration avec un être crée un courant dynamique, un élan de sympathie, une compréhension mutuelle et cela sans l'obligation d'une communication orale ou écrite. Ne dit-on pas que l'on se trouve sur la même longueur d'onde ?

Nous vivons à l'époque des révolutions technologiques. Un téléphone mobile* permet d'émettre et de recevoir des paroles à distance et sans fil. Il réalise ce petit miracle grâce aux ondes. Cela est devenu courant et nous semble naturel. Mais l'être humain, qui a créé ce prodige, est lui-même émetteur et récepteur d'ondes. N'oublions jamais ceci et émerveillons-nous sur nous-mêmes, sur nos facultés ! Cherchons à les développer, à mieux nous comprendre !

Le magnétisme universel

Alors que j'étudiais la Naturopathie, je logeais dans une petite chambre de bonne . Ma propriétaire me faisait don du loyer contre des soins, du ménage, quelques courses et parfois aussi la cuisine lorsqu'elle recevait.

Un jour que je l'épilais, elle se plaignit de torticolis chroniques qui la faisaient beaucoup souffrir. Elle n'avait pas pu recevoir sa piqûre habituelle et celle-ci ne la soulageait d'ailleurs pas toujours. Je lui proposais une réflexologie plantaire qui lui fit beaucoup de bien et, vers la fin de la séance, mes mains furent attirées par son cou. Je l'ai massé très légèrement, puis j'ai imposé mes mains. Au bout de quelques minutes, son mal avait complètement disparu.

- C'est la première fois que je me sens vraiment soulagée, m'avoua-t-elle. Je ne suis plus bloquée, je n'ai plus mal à la tête, je ne comprends pas !..

J'en étais tout autant surprise. Surprise par cette énergie positive que je lui avais transmise et qui avait des vertus curatives.

---

* *À utiliser avec parcimonie car, après trois minutes, les ondes pertubrent les cellules cérébrales. Avec le temps, celles-ci vont dégénérer et pourront développer des cancers.*

Cette expérience s'est répétée avec d'autres personnes. Lorsque je les touchais, que j'imposais mes mains, leurs douleurs s'atténuaient au-delà de la " normale ", d'une simple détente. Je me suis demandé comment j'y parvenais sans manipulation particulière tel qu'un ostéopathe peut le faire. Et j'en suis venue à la conclusion que cet effet ne pouvait être qu'un échange d'énergie.

Oui, mais d'où venait-elle ?

De l'énergie, j'en ai à revendre ! Je suis une vraie pile électrique !.. Mais là, c'était autre chose, une force nouvelle, capable de soulager, d'aider autrui. Cette force se révélait en moi, par petits fragments, comme un puzzle que je ne comprenais pas encore et que je devais assembler.

L'énergie se trouve partout, sur terre et dans le ciel. En haut et en bas car tout est lié. Mais les connexions sont parfois perturbées et il s'agit de les rétablir. Ai-je donc la faculté de me brancher sur cette source universelle pour la redonner à mon prochain ?

Certaines personnes ont des dons innés ; les uns ont de la facilité à parler les langues, les autres à dessiner, jouer d'un instrument... alors que d'autres en sont totalement incapables. Tout dépend de la prédisposition, de la personnalité, du degré de sensibilité, du vouloir aussi. C'est comme pour une porte que l'on ouvre pour laisser passer l'air, un air que l'on ne voit pas mais qui existe pourtant. Si l'on décide de fermer la porte, l'air ne passera pas et on ne pourra juger de ses bienfaits.

C'est ainsi que je comprends pourquoi j'arrive à soulager des douleurs et à redonner du bien-être.

Par la suite j'ai remarqué que, lorsque j'avais un mauvais sommeil, des contrariétés, des angoisses, je formais comme une carapace qui fermait ma réceptivité. Je me fermais à l'extérieur, à l'énergie et je ne pouvais plus la distribuer. De même, lorsque la personne que je soignais n'y était pas réceptive, l'échange s'opérait moins bien. Pour un résultat optimal, il faut une ouverture dans les deux sens, une osmose. Celle-ci passe également par une hygiène de vie qui élimine les excitants, les contrariétés, le stress...

J'ai rencontré des personnes travaillant le Reïki, technique d'imposition des mains, qui m'ont confirmé mes capacités. Le Reïki consiste à se connecter avec l'énergie universelle afin qu'elle nous pénètre et que nous puissions le redistribuer par les mains aux personnes que l'on soigne.

La seule présence d'êtres doués de cette capacité peut aussi réconforter psychologiquement. Ainsi, lorsque j'aide les personnes, j'ai l'impression d'être un canal par où s'écoule et se propage l'énergie divine. Je ressens alors un amour universel.

En écoutant certains témoignages de sujets traités par imposition, il en ressort qu'ils éprouvent une grande douceur, une chaleur, unc fluidité qui leur donne du bien-être, une plus grande légèreté du corps et de l'âme.

Je passe beaucoup de temps à me connecter à la nature, avec les arbres, la mer, le sable, l'air pur... Je ne me lasse jamais de contempler un coucher de soleil, une nuit étoilée... J'ai le sentiment réel que toutes ces énergies diverses n'en sont finalement qu'une seule et qu'elles me rechargent. J'aime profondément cette nature dont je ressens un besoin vital pour mon corps et mon esprit. Tous mes sens s'imbibent d'une grande vitalité que je peux, à mon tour, redonner. Si je reste trop longtemps entre quatre murs, j'ai l'impression de me flétrir, de mourir.

Il est difficile d'expliquer, de donner des mots à des vibrations, des énergies, des ondes, du ressenti... Mais ils sont là et nier leur existence revient à enfouir sa tête sous le sable. Qui peut, aujourd'hui nier les ondes radio ? Pourtant, sans appareil de réception, on ne peut les voir ni les entendre !

Quant à percevoir leur sens, c'est une autre affaire ! C'est un peu comme une langue totalement étrangère dont on entend les sons mais dont on ne comprend pas la signification. Certains y parviennent avec le temps et la pratique. Ils sont alors capables de percevoir les pensées, les joies, les peines, les désirs...

Nos cinq sens sont limités dans leurs perceptions et ils ne sont pas développés de manière égale chez tous. Certains ont plus de sensibilité au chaud, au froid, à la douleur, ont l'odorat ou l'ouïe plus développés que d'autres.

Ces sens ne nous transmettent qu'une partie d'une réalité superficielle. C'est un peu comme regarder la mer d'une plage. On voit son reflet, sa surface et peut-être un peu en-dessous.

Mais sa profondeur est invisible et on devine plus qu'on entrevoit sa faune et sa flore. Pour les observer, il faut disposer d'un équipement, aller plus en profondeur, développer d'autres facultés. Pour l'esprit, ce sont ces 6 èmes et 7èmes sens. Ceux-ci se révèlent souvent progressivement et s'affirment à partir d'un certain âge. Encore faut-il les accepter, les aider à s'exprimer, ce que j'appellerais se mettre en état de réceptivité. Une relaxation, un sommeil profonds faciliteront notre voyage, nous permettront de nous évader des barrières du corps, de l'espace et du temps pour rejoindre cet au-delà de notre conscience.

Nous faisons tous des rêves. Ceux qui savent les interpréter en font un usage très utile. Pour ma part, j'ai eu de nombreux rêves qui se sont avérés prémonitoires ; pour les autres et pour moi. Les situations, bonnes ou mauvaises qu'ils illustraient se sont effectivement concrétisées.

Notre corps doit également se trouver dans un état de pureté pour favoriser l'échange avec cette " supra-nature ", cette énergie universelle. Cela est facile à comprendre : un moteur encrassé fonctionnera également mal. Pour cela, rien de tel qu'une hygiène de vie, une alimentation saine qui fera abstraction des excitants (alcool, tabac, café...) et limitera la viande rouge.

Parfois, ce sont aussi les épreuves qui nous font grandir, évoluer. Vécues dans le sens positif, elles nous remettent sur le bon chemin. C'est un mal pour un bien qui développe notre intuition, notre perception, notre volonté.

La nature est un autre catalyseur de ces facultés. Chargée d'énergie vitale, elle nous transmet sa force, nous met en communication avec l'énergie universelle ou divine, comme je la nomme souvent.

Après cette lecture, vous serez peut-êre plus sensibles à ces phénomènes, vous observerez mieux autour de vous, captant à votre tour ce que j'essaie de vous décrire. Si vous souhaitez aller plus loin, je vous conseille avant tout de leur ouvrir votre âme. Peut-être pourrez-vous alors développer cet au-delà de vos cinq sens, avec un 6ème, un 7ème ... ce que je souhaite de tout cœur à un grand nombre de personnes.

Dépasser nos cinq sens afin de vivre pleinement le sixième qui, pour moi, est l'intuition et accéder au septième, la révélation de son âme !

Ce septième sens rejoint d'une certaine manière le " septième ciel ", cet état de jouissance physique qui fait voir des milliards d'étoiles, donne une telle lumière que la nuit n'existe plus. Comme lui, le septième sens nous révèle une lumière intense, celle de l'âme.

Car c'est l'âme qui transforme les frontières de la conscience humaine pour entrer en contact avec la vraie nature de la réalité !

Comment vous recharger par le magnétisme

Ici, je reviendrai une fois de plus sur l'importance de l'alimentation et celle de la nature. L'alimentation biologique, crue, fraîchement cueillie, le contact avec la nature vitale, l'eau de source, de rivière, de mer, l'herbe, les plantes et les arbres, les animaux, l'air pur, la lumière solaire... vous apporteront une charge énergétique importante.

La nature ne cessera jamais de me surprendre, par sa variété, sa richesse, ses pouvoirs. Je la ressens comme une seconde peau ; je vis en elle, elle m'enveloppe de ses bienfaits, stimule mes sens. Son énergie me pénètre, me fait vivre.

Regardez la force prodigieuse d'une petite graine qui devient un arbre qui va bourgeonner, fleurir, donner des fruits. Le vrai miracle n'est-il pas là ? Et que dire de sa beauté !

Je n'oublierai jamais cet après-midi de printemps où, en compagnie de mon ami, j'étais partie en montagne. La première pente était plutôt raide, mais quelle légèreté à la gravir, portés par sa nappe de narcisses. Enveloppés par cette blancheur immaculée, touchant le ciel, nous étions littéralement sur un nuage. Puis, le sentier s'enfonçait dans la forêt, ouvrait sur un à-pic vertigineux, longeait un ruisseau au chant vivifiant. Partout, la nature éclatait : vert sombre des sapins, vert tendre des près parsemés de taches multicolores et au fond, le lac à perte de vue. En cet instant, la montagne était devenue un être vivant que l'on sentait respirer, frémir, s'offrir à nous. Le bonheur nous avait fait venir les larmes aux yeux. Tous nos sens furent tonifiés ; le contact magnétique de la nature avait été une véritable cure de bien-être.

La rencontre d'un être cher transcende nos vibrations et nous recharge mutuellement. L'amour est le magnétisme le plus puissant !

Pour recharger votre magnétisme, il faut aussi veiller à adopter un comportement approprié. Cela signifie que vous devez avoir une attitude optimiste et également un équilibre dans vos activités (mental, physique, activité, repos).

La relaxation, par une détente du corps et de l'esprit, canalisera vos énergies pour leur travail intérieur (voir plus loin à Relaxation et Sommeil et à l'Annexe 2).

A côté de cela, vous disposez de techniques particulières :

- *Le magnétisme curatif* : énergie, force transmise par imposition des mains qui relance les fonctions.
- *La chromothérapie* : chaque couleur a une longueur d'onde et un pouvoir thérapeutique auxquels vous avez votre propre sensibilité. Vous êtes attiré par certaines couleurs (vêtements, décors intérieurs...) et le fait de vivre en osmose, en harmonie avec elles vous est bénéfique.
- *L'aromathérapie, la musicothérapie, la lithothérapie* : comme les couleurs, les odeurs, les sons et les pierres sont porteurs d'ondes et peuvent, de ce fait, avoir un effet curatif.

En résumé

Chacun de vous a un rayonnement magnétique. La mauvaise hygiène de vie, la maladie, vous en font perdre une partie.

Si l'on dispose de techniques particulières pour se soigner par les rayons et les fluides, la nature a des vertus irremplaçables. Quoi de mieux que revenir vers votre mère la Terre, reprendre contact avec votre corps, marcher nu-pieds dans l'herbe fraîche, l'eau de rivière...
Une alimentation fraîche, crue vous apporte en plus tous ses éléments vitalogènes et, par osmose, vous transmet ses radiations bénéfiques.

Maillon bien-être

Recherchez la bonne longueur d'onde, vivez en osmose avec la nature, développez vos cinq sens. Servez-vous en !

LA PSYCHOTHÉRAPIE

"*Mens sana in corpore sano*" : "un esprit sain dans un corps sain". L'un ne va pas sans l'autre, un mental positif est aussi important pour notre bien-être qu'une bonne alimentation. Les émotions négatives (colère, stress, soucis...) peuvent provoquer des maux de tête, des ulcères, une trop grande pression sanguine. Les émotions positives, au contraire, sont bénéfiques pour le système nerveux, digestif, pour l'ensemble de vos fonctions.

> ☝ Les pensées positives sont bénéfiques pour toutes nos fonctions.

Je dis souvent que tout part de la tête. C'est là que se prennent les décisions, que s'inscrivent les émotions, les désirs, les motivations. Et pour participer à une course de cent kilomètres, il en faut, croyez-moi ! La tête est aussi importante que les jambes. Ici, plus de demi-mesure : on va jusqu'au bout de soi.

Au début, le physique me porte ; l'entraînement que je me suis imposée donne ses fruits. Cela paraît presque facile. Les participants masculins me regardent d'un œil amusé et je les soupçonne de penser: "Elle doit s'imaginer que c'est une promenade de campagne, la pauvre petite !".

Les kilomètres s'enchaînent, l'effort se fait sentir. A mesure que le corps commence à peiner, le mental prend la relève. Je me fixe sur l'objectif, je veux y arriver.

Au 84ème kilomètre, je ne sens plus vraiment mes muscles. Cela fait déjà deux marathons ; beaucoup ont abandonné et moi je me demande si je vais continuer. C'est alors que je vois une amie se détacher du rang des spectateurs et courir me rejoindre. Dans un large sourire, elle me dit :

"Ça va, pas trop mal ?

- Encore seize kilomètres.

- Je suis fière de toi" me répond-elle, la larme à l'œil.

Sur cent mètres, elle m'accompagne main dans la main et je sens son énergie positive qui me pousse en avant : "Avec la force que tu m'as donnée, je suis obligée de terminer !"

Et puis, je rencontre aussi cet homme de soixante-quinze ans. Nous partageons quelques foulées, le temps qu'il me raconte sa joie d'avoir couru pendant vingt-quatre heures. C'est fou, non ? Mais quelle motivation !

À l'arrivée, les douleurs s'effacent, il ne reste plus qu'un immense bonheur, celui d'avoir gagné son pari, d'être parvenu à repousser ses limites. Les regards masculins sont devenus admiratifs, la "pauvre petite" est même arrivée très bien classée...

Si je vous ai raconté mon expérience, c'est pour illustrer à quel point votre mental est important. Sans lui, votre énergie se dilue, votre corps retombe dans ses limites. Sans la volonté, jamais je n'aurais fini ma course.

La vie aussi est une course, avec ses épreuves physiques ou morales, ses défis, mais aussi et surtout, ses victoires.

> ☝ Dans la vie, la volonté est aussi importante que la condition physique.

Responsabilisez-vous

Le mental, comme le physique dépend avant tout de votre comportement. Chacun de nous a ses joies, ses peines, ses bonheurs ou ses fardeaux. Il appartient aussi à chacun d'apprécier les premiers et de savoir porter les seconds. La vie n'en est-elle pas le long apprentissage ? Votre manière d'être influence votre état et votre devenir. C'est en vous et en vous seuls que réside le choix.

> ☝ L'attitude positive est un choix qui ne dépend que de vous. C'est un acte délibéré et personnel.

Un moral de gagnant

Vouloir, c'est pouvoir. En voulant vraiment quelque chose, on se donne déjà les moyens de l'obtenir. Les obstacles, quels qu'ils soient, ne vous empêcheront pas de réussir. Le succès, c'est se donner des objectifs plausibles et un plan pour les atteindre. En agissant chaque jour pour respecter votre plan, vous atteindrez aussi sûrement vos objectifs.

Décidez par exemple d'arrêter de fumer et vous y parviendrez effectivement. Réduisez d'abord à 10 cigarettes/jour, puis à 5... et respectez toujours vos décisions.

Vous voulez améliorer votre silhouette ? Ce n'est qu'une question de temps et de volonté. En vous y engageant, vous y parviendrez au-delà des premières difficultés. Quand leur cap sera franchi, vous découvrirez infailliblement le bien-être ; celui de votre corps et celui de votre esprit : la fierté d'être allé jusqu'au bout !

> ☝ Agir c'est prendre son destin en main.

Être heureux, cela se décide aussi

Pour commencer, rappelez-vous des meilleurs moments de votre vie, des situations dans lesquelles vous vous sentez le mieux. Comparez-les ensuite à ceux que vous vivez maintenant. Quels sont les éléments qui perturbent mon bonheur, que dois-je faire pour le connaître à nouveau ? Décidez d'éliminer une à une les causes négatives jusqu'à retrouver le style de vie qui vous convienne le mieux.

La plus grande partie du bonheur est en nous. Il suffit de la voir, d'aller à sa rencontre.

Focalisez-vous sur le positif

Pensez que vous avez une loupe qui a la faculté de grossir les événements de votre choix. Essayez de la poser sur ceux qui sont bénéfiques et laissez-là en poche pour tout ce qui vous est désagréable. Vous verrez déjà l'amélioration sensible que cela apportera à votre quotidien.

Ne vous affublez pas de lunettes noires pour observer votre vie, la lumière ne pourrait y entrer !

Quand vous visitez une ville, vous n'allez pas vous attarder dans les faubourgs, les rues crasseuses, polluées, ou les façades sans intérêt. Vous allez directement à la recherche des beaux quartiers, des monuments intéressants, de l'animation... Visitez votre vie comme une ville ! Évitez les coins obscurs, recherchez la lumière, ce qui est plaisant, attrayant.

Certaines personnes se complaisent dans le pessimisme. Elles passent leur temps à se plaindre, à relever tout ce qui ne va pas. "Appelez le loup et il sort du trou !" Le loup, c'est le négatif. À force d'y penser, de l'imaginer, d'y croire, il finit par prendre forme, devient réalité. Le négatif est vicieux, il vous enferme dans son cercle. Concentrez-vous plutôt sur tout ce qui est positif et le négatif restera dans son trou.

Vos résolutions comme vos actions doivent rester positives. Ne dites pas : "Je ne vais pas bien" mais : "Je vais de mieux en mieux" ou : "Je ne fais pas de mal" mais : "Je fais le bien"...

> ☝ Le positif est l'ami du bien. Le négatif attire le mal.

Évitez le négatif à chaque fois que cela est possible. Bien souvent, on se met soi-même dans les problèmes, en recherchant la complication, en n'étant pas clair. Choisissez aussi bien vos amis et vos relations. Évitez les personnes négatives car leur attitude influence la vôtre.

Je ne veux pas dire par là qu'il faut systématiquement bannir tout ce qui nous dérange. Cela reviendrait à se réfugier dans une sorte d'inconscience ou d'insouciance. Il vous faut avant tout vous prémunir d'un pessimisme inutile et morbide. Les tensions et les excitations provoquent des modifications visibles, positives ou négatives, dans nos tissus. Elles améliorent ou détériorent notre santé. Veillez à cultiver l'optimisme. En éliminant le pessimisme et la dépression, vous récolterez la joie et le bien-être.

N'oubliez jamais que vous vous créez vous-mêmes votre vie par vos choix. C'est donc bien vous qui vous menez à la réussite ou à l'échec !

> ☝ La chance se mérite et se saisit.

Saisissez votre chance

La chance se mérite et se saisit. Mais il faut aussi l'appeler, l'inviter. Il faut y croire, avoir confiance en soi et aussi la reconnaître. Lorsqu'elle est à notre porte, qu'elle sonne, nous devons lui ouvrir, sinon elle risque fort de s'en aller pour ne plus revenir.

Souvent on entend dire : "Ceux-là, ils en ont de la chance !" ou "Elle a la belle vie !.." Comme si ces personnes étaient des "élues du bonheur." Le bonheur, comme la chance, cela se mérite, se saisit avant tout par une manière d'être, d'agir et de penser.

N'envions ni la chance ni le bonheur des autres, mais interrogeons- nous plutôt sur la manière de leur ressembler.

Retournez la situation à votre avantage

Le monde repose sur l'équilibre des contraires. La vie est remplie d'antagonismes. Leur opposition est nécessaire et permet d'apprécier la valeur des choses. Le mal n'est seul que lorsque l'on ne réveille pas le bien.

Certaines épreuves sont très difficiles. Mais elles sont aussi là pour nous faire évoluer. Ne les refusons pas et utilisons-les au contraire pour nous enrichir : retournons la situation à notre avantage.

En écrivant cela, je revois l'accident. Je rentrais à pied d'un cours de naturopathie à Paris, heureuse de ce que je venais d'apprendre, lorsqu'un choc violent m'arrache littéralement du sol. Je m'envole dans le néant, je ne suis plus qu'une petite étincelle dans le noir. Le temps disparaît, comme la notion du corps. Suis-je en train de quitter cette terre, de mourir ?

C'est la chaleur qui s'impose d'abord, comme un retour de la conscience. Je suis allongée sur la chaussée, incapable de bouger. Je réalise que je viens d'être heurtée par une voiture, le sang brouille ma vue, ma tête bourdonne, les douleurs surgissent de partout. Autour de moi, la foule se presse, effarée. Je ressens alors une grande peur, pire que la mort elle-même: sa compréhension. À la chaleur vient s'ajouter un froid qui vient de l'intérieur et qui me fait trembler.

Ensuite, tout s'accélère ; un médecin me réconforte, les secours arrivent très vite. Je tiens ici à saluer l'efficacité et le dévouement de toutes ces personnes qui sauvent des vies.

À l'hôpital, on me recoud, on dresse mon bilan : visage tailladé, clavicule droite fracturée, hanche gauche et genoux touchés. Une opération sera probablement nécessaire, on devra m'introduire une broche. Quant au visage, il en gardera certainement les traces, le verre du pare-brise a coupé partout.

En un instant, tout a basculé! Après le choc physique, l'émotion. Je prends conscience de la fragilité de la vie, de sa valeur. Ajouté à cela la perte de cette plastique qui faisait partie de mon métier et qui s'imposait comme une déchéance. C'était comme une seconde mort, celle de l'extérieur, de mon image.

Parfois, le négatif vous frappe comme un raz-de-marée. A ce moment, on doit puiser en soi des ressources insoupçonnées. J'ai refusé de m'enfermer dans mon malheur et j'ai décidé d'appliquer mes connaissances de naturopathie. J'ai privilégié une alimentation biologique faite de légumes et de fruits. Pour ma fracture, je buvais des extraits de prêle et j'appliquais des huiles végétales additionnées d'huiles essentielles de ma composition sur les cicatrices. J'eus également recours aux massages, à la réflexologie, aux applications de chaleur.

Les radios suivantes surprirent le médecin qui décida de remettre l'opération. Me refusant à l'immobilité, je faisais chaque jour des mouvements contrôlés et sortais pour respirer en forêt, me ressourcer dans la nature. Sa beauté me touchait, me parlait. A son contact, j'oubliais mes douleurs, mes cicatrices, je me sentais pénétrée par sa force et j'affermissais ma volonté. A côté de cela, il y a eu l'amour de mes proches qui m'a soutenue, agrandie, donné l'importance d'un être à part entière. Sans ma volonté, qu'aurait été cet amour et, sans cet amour, qu'aurait été ma volonté ?

Certaines cicatrices sont encore là, les douleurs aussi. Mais j'apprécie encore plus la vie. Cette expérience pénible m'a enrichie car elle m'a donné la vraie valeur de la santé et du bien-être.

En ressentant moi-même le mal-être, je me mettais d'autant plus facilement à la place de ceux qui souffrent et j'ai eu ce besoin de réagir, de faire quelque chose pour changer la situation. C'est pour cela surtout que je suis naturopathe.

Prenez la vie de tous les jours ; vous verrez que chaque médaille a son revers et vous trouverez toujours un côté positif ! Si vous ratez un bus ou un train, à quoi bon pester sur votre infortune ? Tirez au contraire parti du temps qui s'offre à vous en allant flâner, vous détendre, découvrir la ville, prendre le soleil, vous oxygéner... Finalement, ce contretemps vous aura été profitable et vous aura peut-être permis d'apprendre, de découvrir un nouvel intérêt, de rencontrer quelqu'un.

Il y a toujours deux façons de voir une même chose. Prenez un verre rempli à moitié. Un pessimiste dira de lui qu'il est à moitié vide alors que l'optimiste dira qu'il est à moitié plein. De même, ne dites pas : "*Il ne me reste plus que quelques années*", *mais : "J'ai encore de belles années devant moi*". Pas "Aujourd'hui, j'ai trop de choses à faire" mais : "Aujourd'hui, je vais pouvoir faire plein de choses"...

Chercher le bon côté des choses c'est se montrer optimiste. Une fois trouvé, il vous aide à dédramatiser, à retourner la situation à votre avantage. N'oubliez pas : derrière les nuages, il y a toujours le soleil...

> ☝ Être positif, optimiste, c'est trouver le bon côté des choses.

Savourez l'instant présent

Vivez le moment présent ! Appréciez-en chaque instant : les sons, les couleurs, les battements de la vie, le partage, l'amour, la découverte... Soyez réceptifs, ouvrez vos yeux, votre cœur, soyez curieux. On passe souvent à côté du bonheur car on ne le voit pas, on n'y fait pas attention, on le néglige. Plus tard, c'est déjà trop tard, il ne vous reste plus que les regrets. En savourant l'instant présent, on embellit l'instant qui le suit. Trop de personnes se réfugient dans leur passé et lui trouvent des qualités incomparables. Elles ne vivent plus, elles se souviennent.

Vivre l'instant présent, c'est aussi régler les problèmes lorsqu'ils apparaissent, ne pas laisser les ruisseaux s'enfler en rivières. Ne rangez pas vos petits tracas de côté et débarrassez- vous en au plus vite. Si vous les laissez s'amonceler, vous en serez un jour débordés. Bien sûr, il n'est pas toujours possible de tout régler. Certains problèmes sont tenaces, latents, resurgissent à intervalles plus ou moins réguliers. Mais, en y travaillant chaque jour, en étant positif, vous serez mieux armés pour les affronter.

Si on ne peut éviter certains problèmes, par notre attitude on peut par contre en limiter les effets.

> Savourer le moment présent,
> c'est embellir l'instant qui suit.

Soyez les acteurs et les spectateurs de votre jeu

Vous êtes filmés en vidéo, vous allez pouvoir vous observer. Ne vous prenez pas trop au sérieux, apprenez à dédramatiser, à rire de vous. L'adversité vous fait une grimace ? Répondez-lui par un sourire et vous la désarmerez. Développez votre sens de l'humour, il est un remède incomparable pour tout ce qui est négatif, il permet d'exorciser les problèmes, de leur ôter leur venin. Le rire est l'antidote des angoisses, des idées noires, de l'agressivité.

Tenez, il y a un petit truc pour bien démarrer votre journée : au moment de vous brosser les dents, faites-vous un clin d'œil complice dans le miroir, souriez-vous et pensez à tout ce qui va rendre votre nouvelle journée agréable.

Et, au moment de vous coucher, repassez-vous la vidéo de votre journée. Revoyez les moments heureux et aussi ceux qui l'ont moins été. Essayez de les analyser. Votre comportement n'y est--il pas pour quelque chose, n'y aurait-il pas moyen de l'améliorer ?

Aimez-vous ! Si l'on a une mauvaise image de soi, celle du monde ne sera guère meilleure. Si vous ne vous aimez pas, vous douterez que les autres puissent vous aimer et vous finirez par vivre dans un monde hostile. Nous ne pouvons être bien avec autrui si nous sommes mal avec nous-mêmes !

Vous vous sentez attaqué, accablé par votre entourage ? Vous avez l'impression d'être mal-aimé, d'être un souffre-douleur ? Ne pensez pas que tous vous en veulent et réfléchissez plutôt aux raisons de leur attitude. C'est peut-être la vôtre qui en est la cause. Pensez à votre manière de parler et d'agir, passez-vous la vidéo de votre comportement. Vous y découvrirez probablement des séquences qui justifieront l'image que les autres ont de vous.

Être accepté, aimé ne dépend pas que des autres, mais aussi de soi !

Souriez, c'est gratuit ! Ce simple geste peut changer votre journée, votre entourage. Si vous n'avez jamais fait cette expérience, c'est que vous ne devez pas souvent étirer votre bouche vers les yeux, qui se mettent alors à rayonner. Peut-être est-ce les autres qui sont avares de sourires ? Dans ce cas, faites le premier pas et vous verrez que l'on vous le rendra. Le sourire est contagieux, il désarme bien souvent l'agressivité et rend heureux.

Un soir, je rentrais du travail avec une amie. Dans le métro, la même foule apathique et somnambule que d'habitude. Nous nous racontions des anecdotes et l'une d'elles déclencha notre fou rire. Les gens se mirent à nous regarder avec méfiance ; sans doute se posaient-ils des questions sur notre mental. Or, celui-ci allait très bien, je vous l'assure ! Plus ils nous regardaient et plus nous avions envie de rire. Des larmes plein les yeux, nous ne pouvions plus nous arrêter. Notre franche gaieté finit par devenir communicative ; autour de nous, le sourire se répandit, se transforma en rire et envahit tout le wagon. Quelle joie pour nous deux mais aussi pour toutes ces personnes maussades qui en avaient oublié leurs problèmes du moment et leurs soucis pour quelque temps.

En rayonnant soi-même, on rend les autres heureux. Cette joie partagée éloigne les angoisses sources de maladies.

> ☝ Le sourire est une arme magique qui ne fait que le bien.

Relativisez

Nous exagérons souvent l'importance de certains problèmes. Ce faisant, nous les rendons effectivement lourds à porter. Prenez l'habitude de relativiser.

Vos problèmes sont-ils à ce point insolubles ? Observez-les de l'extérieur, comparez-les aux grandes misères et vous constaterez qu'ils se remettent à leur place. Vous trouverez alors certainement en vous des capacités à les résoudre.

> ☝ Faites le bien, donnez aux autres l'envie d'en faire autant ! Donner c'est recevoir.

Simplifiez

On s'imagine souvent que le bonheur est dans les grandes réalisations, alors qu'il se trouve à portée de nous, dans les choses les plus simples.

Une vie complexe multiplie les sources de problèmes. S'il vous arrive de vous sentir "débordés", faites le point. Le stress est aussi l'ennemi du bien-être. La meilleure façon de l'éviter est de se débarrasser du superflu, de tout ce qui encombre inutilement notre vie : surcharges d'activités, de responsabilités. En réduisant ces dernières, vous simplifierez votre vie et vous serez aussi plus efficaces dans ce que vous entreprendrez. Organisez également votre temps en fonction de vos besoins physiques et psychologiques, équilibrez vos activités.

> ☝ Simplifier, c'est aller à l'essentiel.

Musclez votre mental

Rien n'est jamais acquis. Chaque jour, il faut se remettre à l'ouvrage, préserver son bien, apprendre, évoluer... Votre moral aussi a besoin d'entretien, de révision. Il n y a pas de recette-type. Pour certains ce sera le sport, l'humour, la religion, l'amour, pour d'autres, la musique, les loisirs, la nature, la culture, l'amitié, les projets ou même le travail...

À la différence du physique, notre moral ne dispose pas d'un système immunitaire. C'est à nous de le bâtir et le fortifier. Un esprit sain dans un corps sain, voilà la vraie hygiène de vie ! Fortifiez votre mental avec des éléments " positifs " afin de construire des pensées " positives ".

- Comment ?

- Devant chaque situation de stress, de dispute, de problème, réagissez positivement : prenez du recul, ne dilapidez pas d'énergie à vous plaindre mais utilisez-là à trouver une solution. Vous en avez certainement les moyens ! Utilisez tous vos sens pour trouver la réponse qui créera la situation positive à chaque instant de votre vie.

> ☝ Le moral se travaille comme le physique,
> par une hygiène de vie, de pensée.

Ne baissez jamais les bras, croyez toujours à la réussite ! Croire au positif créée des éléments positifs. Soyez positifs, non seulement dans la pensée, mais aussi dans l'action !..A l'image des poids que vous utilisez pour fortifier vos muscles, prenez les poids de la vie (problèmes lourds) pour fortifier vos pensées positives qui aboutiront à des actes positifs. Cela vous fera prendre les bonnes décisions et avancer dans le bon sens. De jour en jour, à force de travailler dans ce sens, vous réagirez de plus en plus positivement, vivement. Ces moments vous feront toujours voir le meilleur côté des choses et en tirer parti.

☝ Réussir, c'est trouver sa place, adopter un objectif principal et s'y consacrer.

Trouvez votre place

Développez votre intuition, mettez vos qualités à profit. Rien ne sert de briguer un poste qui ne correspond pas à vos qualités. Pourquoi être général d'armée lorsqu'on peut briller en tant qu'avocat ? Ce n'est pas prêcher la modestie, mais au contraire canaliser l'ambition afin qu'elle ait le plus de chance d'aboutir. Nous avons tous des qualités et des défauts. Encore devons-nous en être conscients, les accepter et savoir les utiliser. Trouvez votre place et réalisez-vous en l'exploitant au maximum. Ne courez pas en tous sens, évitez de vous disperser. Vous brûlez une énergie précieuse à la réalisation de vos objectifs. Ceux-ci doivent être clairs, simples. Ayez un but principal et soumettez-lui les autres selon votre priorité. Un objectif précis balaie les hésitations, aide à maîtriser les problèmes, à prendre les décisions.

Développez vos sens

Ne vous êtes-vous jamais surpris à regarder sans voir ? A entendre sans écouter ? A toucher sans ressentir ? A respirer sans sentir ? A absorber des aliments sans les savourer ?.. Et pourtant... La vue de choses agréables, l'écoute de sons harmonieux, la présence d'un être cher avec qui l'on communique sont des sensations essentielles.

Nous tombons parfois dans une telle routine, que nous perdons conscience de nos sens et du monde extérieur.

L'habitude de vivre toujours dans le même environnement ou avec les mêmes personnes fait que nous ne les remarquons plus. Voir les mêmes objets aux mêmes endroits finit par les faire disparaître. Cela est malheureusement aussi vrai pour les êtres et même pour le partenaire de sa vie. Si l'on vous demandait : de quelle côté est la mèche de ses cheveux ? Quelle couleur de pull porte-t-elle ou porte-t-il aujourd'hui ?

De quoi est-ce qu'elle vient de vous parler ?..

Peut-être vos réponses seraient-elles hésitantes ?

Certaines personnes paraissent plus en forme que d'autres, alors que leur santé est moins bonne. C'est paradoxal mais cela vient essentiellement du mental. Il y a des personnes en pleine santé qui se plaignent de tout et de rien, ne savourent pas l'instant présent. Elles ne voient pas la beauté autour d'elles, les couleurs de la vie, sont insensibles aux parfums de la nature, aux harmonies d'une belle musique... Elles ignorent la magie de leur corps, les possibilités qu'il nous offre de bouger, découvrir, s'imprégner de tout ce que la nature et le monde nous offrent.

Pensez à ceux qui ont perdu un sens, sont devenus aveugles ou malentendants. Ils sont peut-être handicapés à vie. Et bien j'en connais qui, par la force de leur volonté et l'amour de la vie ont surmonté leur handicap. Ils l'ont compensé en développant un autre sens. Si, par exemple, ils n'ont plus l'usage de leurs membres inférieurs, ils vont développer leurs membres supérieurs. Et certains iront jusqu'à faire un marathon dans leur chaise roulante ! N'est-ce pas admirable et ne devrions-nous pas relativiser nos petits bobos quotidiens ?

Ces personnes savourent chacun de leurs instants car ils ont compris l'importance de tous leurs sens. J'ai participé à une association, " Les Blouses Roses ", dont la vocation est d'apporter du bonheur et de l'attention aux personnes handicapées, malades et en fin de vie. Croyez-moi, c'est un enseignement de chaque instant !

Comme tout, les sens ont besoin d'entretien pour ne pas s'émousser. Il faut les apprécier, en être conscients. Le travail qui sera effectué sur les 5 premiers sens développera le 6 ème, l'intuition, la perception de ce qui vous entoure, la vibration harmonieuse avec l'univers. Vous pourrez ainsi vous recharger de son énergie. Cela vous donnera la sensation d'exister pleinement.

Élargissez votre horizon

Plus on élargit son horizon et plus on a envie de découvrir. Il y a des millions d'espèces végétales, animales, de paysages, de cités, de cultures, d'activités, de surprises... Et, si cela ne vous suffit pas, regardez le ciel étoilé ! Voyez son intensité, ses myriades de mondes, de mystères, de forces qui gravitent autour d'un pôle magique et plein de merveilles : la vie ! La seule vision de l'univers relativise tout ce qui existe et que nous connaissons. Rien, sur notre planète, ni ses dimensions, ni ses bouleversements ne sont comparables à la plus infime partie de l'univers. Notre planète n'est qu'une poussière qui vogue à travers une immensité infinie. Pensez : il y a autant d'étoiles, de soleils dans le ciel que de grains de sable sur toutes les plages de la Terre ! Certaines de ces étoiles ont, comme notre soleil, des planètes qui gravitent autour d'elles. Et nous avons la quasi-certitude qu'une partie de ces planètes abrite la vie. Cela ne vous fait-il pas rêver ?

Ce qui caractérise l'univers, ce sont ses dimensions illimitées. Songez-y lorsque vous observerez le ciel et dites-vous que les frontières, les barrières ne sont qu'inventions humaines. L'homme se limite lui-même : ses capacités, ses actes, sa foi, sa créativité, mais aussi et surtout son bonheur !

> ☝ Élargir son horizon, c'est repousser les barrières pour découvrir les richesses de la vie.

Ne vieillissez pas

Vieillir, c'est cesser de s'intéresser à soi, à la vie ; c'est s'avouer vaincu. Si nous avons eu vingt ans un jour, cette page est tournée et au fond, ce n'est pas plus mal. À chaque âge ses nouvelles expériences, ses découvertes, ses joies. En acceptant cette réalité, vous vous épanouirez, vous profiterez de tous les instants de votre vie. Et si aujourd'hui, vous avez plusieurs fois vingt ans... soyez heureux, car vous avez eu la chance de les avoir vécus !

En prenant soin de votre corps et de votre esprit, vous garderez une jeunesse éternelle.

> ☝ Rester jeune, c'est s'intéresser à soi, s'intéresser à la vie.

Corps et esprit : deux éléments intimement liés

Parfois, nous avons l'impression de vivre dans un monde qui ne s'intéresse qu'au matériel ou qui ne privilégie que le bien-être physique. Inversement, l'on entend parler d'une supériorité de l'esprit ou de l'âme.

Je vous pose simplement ces deux questions :

- Peut-on vivre heureux sans compréhension, sans amour ?
- Peut-on épanouir son esprit en délaissant son corps ?

Sans entrer dans le débat et de quelque point que l'on se place, il faut se souvenir que l'homme est un tout fait d'éléments indissociables. Son esprit est englobé dans une enveloppe et leur santé respective s'influencent réciproquement. Pour s'épanouir, il ne doit privilégier aucun élément au détriment d'un autre, il doit s'intéresser à tous et les harmoniser.

> ☝ L'homme est un tout. Pour s'épanouir,
> il doit autant cultiver son corps que son esprit.
> Le bien-être est issu d'un parfait équilibre
> entre le corps et l'esprit.

Chacun de nous a son caractère, son seuil de sensibilité ou de résistance. Le mental influence le physique tout comme l'inverse. Les facteurs qui conditionnent notre état psychique sont aussi variés que nombreux, subjectifs ou bien réels et chacun les perçoit à sa manière.

Certains événements, chocs physiques ou psychologiques nous mettent à rude épreuve. Mais, par notre volonté, nous avons le moyen d'adopter une attitude positive et, grâce à elle, de poser les conditions pour résoudre nos problèmes et obtenir nos succès.

Le bonheur est à notre portée, chacun de nous y a goûté. Mais il est un feu précaire, fait de milliers de flammèches qu'il faut rassembler, concentrer, afin de produire une flamme vive, qui nous réchauffe. Sa chaleur est contagieuse, elle se répand autour d'elle. Transmettez votre flamme, vous en serez largement récompensés ! L'optimisme vous rendra désirables, fera rechercher votre compagnie. Je dis toujours que la beauté physique est éphémère alors que la beauté morale est florissante. Le charme vient de ce que vous offrez de plus attirant aux autres. Être gai, optimiste, simple, compréhensif, vous rendra deux fois plus attrayant, sans que vous ayez pour cela besoin de vous ruiner en apparence vestimentaire ou en maquillage sophistiqué.

Ne vous lamentez pas sur vous-même. Vous allez vous aigrir et vous isoler. Vous gaspillez beaucoup d'énergie en vous apitoyant sur vos malheurs. Réagissez plutôt et utilisez cette énergie pour trouver des solutions, améliorer votre vie. Un comportement positif élargira votre horizon, votre cercle d'amis et de relations.

Toute votre manière d'être est significative : votre façon de réagir, de regarder les autres, de les écouter, de vous tenir, de serrer une main, de sourire et, bien sûr, de parler.

L'optimisme donne des ailes, décuple l'énergie, rend créatif. La foi soulève les montagnes. *Croyez en vous et tout deviendra possible* !

Vivez en harmonie avec les éléments de la nature. Savourez la beauté des formes, des couleurs, des sons. Goûtez les saveurs et les odeurs, jouissez du contact humain et de l'amour charnel.

Lorsque vous vibrez à l'unisson avec la création, vous communiez avec le cosmos et avec Dieu.

En résumé

Quelques points essentiels d'une attitude positive.

- Privilégier la joie à la tristesse, l'espoir à la déception,
- Mettre une loupe sur le positif, filtrer le négatif,
- Croire en soi, rester actif,
- S'intéresser à soi, s'intéresser à la vie, rester jeune,
- Avoir de la volonté,
- Avoir de l'humour,
- S'aimer soi-même, aimer les autres,
- Être généreux, compréhensif, de bonne volonté,
- Aimer la vie, la nature, sa beauté, ses couleurs, ses odeurs, ses saveurs,
- Apprécier les choses, vivre le moment présent,
- Saisir sa chance,
- Être créatif, curieux, élargir son horizon,
- S'entourer de personnes positives,
- Avoir un esprit sain dans un corps sain, les respecter,

Maillon bien-être

La vie est un cadeau. Jouissez-en, découvrez ses richesses, soyez positif !

Un corps sain dans un esprit sain ! Voilà les clés du bien-être, telles que vous les propose la naturopathie.
Ce livre pourrait s'achever là, se satisfaire de l'objectif de ses premières éditions. Mais ce serait le priver de son dénouement. Par là je veux dire sa plus haute marche, accessible à la spiritualité.
Je vous propose une réflexion sur quelque chose qui nous dépasse, que l'on perçoit parfois et que j'aimerais partager avec vous.
Lorsqu'on découvre la spiritualité, on a l'impression que tout en nous s'ouvre, s'épanouit. Tout devient plus lumineux, plus évident, plus beau aussi. Le poids du matériel s'efface, on se sent aussi léger qu'une plume, aussi éternel que la source d'amour inépuisable qui nous anime tous.

LA SPIRITUALITE, SOURCE DE BONHEUR

La spiritualité n'est pas à proprement parler une technique naturelle mais un état d'âme, de perception de l'invisible.

J'ai voulu la placer en dernier parce qu'elle coiffe en quelque sorte toutes les autres techniques, qu'elle englobe tout le reste.

Si la Naturopathie peut conduire au bien-être, la spiritualité nous mènera au bonheur par la perception de l'Harmonie Universelle. Elle nous fera découvrir l'étincelle divine cachée au plus profond de nous.

Il serait présomptueux de croire que l'homme soit le créateur de tout dans ce monde. Nous ne sommes qu'un maillon de la chaîne de la nature. L'humilité révèle qu'il existe quelque chose d'autre, quelque chose de plus qu'une association de matière, de chimie, de forces que les scientifiques nomment et expliquent tant bien que mal. Le mystère de la vie demeure et aucun scientifique n'est encore parvenu à la recréer. Demeure aussi le mystère de l'intelligence, de l'esprit, de tout ce que l'on ne peut attribuer à une évolution hasardeuse. La science vient d'ailleurs de mettre en évidence que l'homme n'était pas seulement matière mais essentiellement énergie.

Ces quelques réflexions nous conduisent à cette conclusion :

Rien n'est possible sans une force intelligente et universelle, créatrice de toutes choses !

J'ai vécu la beauté épidermique de mes années Miss avant de me tourner vers celle, plus intérieure et plus subtile de notre nature. Le fonctionnement du corps humain, sa merveilleuse complexité m'ont révélée à moi-même. En aidant autrui, j'ai découvert une autre dimension, celle du cœur. Celle-ci ne s'altère pas, ne suscite pas l'envie, ne se possède pas mais se donne.

Si j'ai été la star d'un soir ou même d'une année, je suis, comme vous tous, une étoile éternelle. C'est cela notre réelle dimension. Et c'est elle que nous devons découvrir et faire grandir.

Me trouvez-vous utopique ? Ce n'est pas ma nature. Au contraire, j'ai les pieds sur terre. Mon corps est sans cesse en activité et ma tête n'est pas en reste. Je cérébralise beaucoup ; autant dire que je ne fais pas de conclusions hâtives et que je ne me laisse pas embobiner facilement. A l'image de St-Thomas, j'ai besoin de voir, de toucher pour croire.

J'ai touché et j'ai vu !

J'ai surtout découvert une nouvelle façon de voir, celle du cœur. Comme le dit St-Exupéry, " l'essentiel est invisible aux yeux ; on ne voit bien qu'avec le cœur ".

Et, vous allez le comprendre, cette faculté particulière de voir est essentielle car elle nous ouvre d'autres mondes, d'autres communications. Elle nous permet de voir la nature au-delà de nos yeux, avec le cœur, l'âme, pour percevoir ses vibrations invisibles aux yeux, mais tellement visibles à l'âme.

Aux sceptiques, je dirais d'abord que le fait de ne pas voir, entendre, toucher ou sentir quelque chose ne signifie nullement que cette chose n'existe pas. Peut-on voir les microbes sans instrument spécifique ? Peut-on voir les pensées ?.. Quand deux êtres se trouvent en osmose, on dit qu'ils sont sur la même longueur d'onde ; ils se comprennent sans se parler. Cette faculté est bien réelle et ne fait pourtant pas partie de nos sens habituels. Elle sous-entend que d'autres formes d'existence, d'autres vibrations, imperceptibles au premier degré, cohabitent et peuvent se manifester.

La télévision, les ordinateurs, les portables... que d'instruments magiques auxquels nous sommes aujourd'hui habitués mais qui, il y a à peine un siècle n'existaient pas et auraient taxé d'illuminé celui qui les aurait imaginés. Dans un siècle, et pour peu que l'on décide d'évoluer aussi sur le plan spirituel et non seulement technologique, la transmission de pensée deviendra peut-être tout aussi banale.

Cela dit, je m'efforce de tout prendre avec modération et prudence pour faire la part des choses.

Vous le savez, trop est mauvais en tout ! Alors n'allez pas vous noyer dans le spirituel, voir des signes partout ! Se déconnecter de notre réalité matérielle, terrestre nous conduirait sur une fausse route. Tout comme l'inverse, d'ailleurs. Un excès de matérialisme, un esprit trop terre-à-terre restreindront notre vision du monde et nous empêcheront d'accéder à d'autres connaissances, à nous épanouir.

Nous avons un corps et un esprit ; chacun a sa fonction et son utilité. C'est leur harmonie qui construit le bien-être !

Comment accéder à la spiritualité

Pour certains privilégiés, la spiritualité est un appel, une force qui les frappe et les submerge. Pour d'autres, elle se manifeste plus discrètement, se révèle petit à petit et souvent à partir d'un certain âge.

Si je devais donner un seul conseil, je dirais qu'il faut surtout se mettre en état de la recevoir. C'est comme pour une visite importante. Il faut lui ouvrir sa porte et avoir fait le ménage ! Sinon, elle ne pourra pas entrer ou s'installer convenablement.

Pour capter la spiritualité, il faut lui ouvrir son esprit, son âme. Il faut aussi nettoyer son intérieur, le purger de ses pensées égoïstes, matérielles et limitées. Abandonner le profane pour s'éveiller au sacré.

La spiritualité s'accueille avec humilité et patience, tel l'adepte qui chemine en recueillant petit à petit les indices, en reconstituant le puzzle de la Vérité.

Au moment d'écrire ces lignes, je me rends compte que c'est la plus belle chose que l'être humain puisse percevoir et vivre. Elle est la réelle évolution de ce que nous sommes ici-bas. Dans ma quatrième décennie, je découvre une quatrième dimension où nos barrières traditionnelles n'existent plus. Le puzzle s'assemble.

Coralie, une amie, en est un morceau clé. Relaxologue, très axée sur la spiritualité, elle vit des expériences similaires aux miennes. C'est pour cela qu'un jour je lui ai fait cette réflexion :

- Tu sais, j'ai vécu beaucoup de choses troublantes, mais c'est comme dans un kaléidoscope, cela donne des jeux d'images que je n'arrive pas vraiment à saisir. Je crois qu'il y a autre chose que notre physiqueMais j'aimerais tellement en être sûre. Tu me connaîs, je suis comme St-Thomas.

- Ecoute Sylvie, demande... demande à l'énergie universelle, la lumière divine, peu importe comment tu l'appelles... demande d'avoir une compréhension ; demande des faits qui t'ouvrent l'esprit, le regard.

Alors moi, qui converse depuis toujours avec la nature, je me suis adressée à cette lumière, cette énergie universelle au-delà de la nature, cette beauté parfaite comme j'aime l'appeler.

Je n'ai pas parlé avec ma bouche, mes mots, mais avec mes pensées, aussi vite qu'elles se formaient. Les réponses ne vinrent pas tout de suite et quand elles arrivèrent elles ne furent pas toujours claires, surtout lorsque je me sentais fatiguée. C'était un peu comme une émission radio dont on n'arrive pas à capter la longueur d'onde. Des bribes, des vibrations, des mots que j'essayais de saisir.

A force d'insister, de communier avec la nature, je perçus mieux ces messages. J'ai senti une grande porte s'ouvrir, faisant pénétrer une lumière intense et douce à la fois. Elle est au-delà de la nature parce que c'est elle qui l'a créée. Et j'ai ressenti une grande puissance qui m'a emplie de bien-être.

Bien sûr, cela peut prendre du temps et il ne faut pas se décourager après le premier échec. Ouvrez votre esprit avec intelligence, cœur et amour et vous verrez peut-être des signes se matérialiser !

Il n'y a pas de recette précise ; chacun doit l'adapter à sa nature car chacun se situe sur des plans de conscience différents, sur des séquences différentes.

Je le disais en préambule, un corps sain dans un esprit sain seront les meilleurs réceptacles de cette énergie universelle. Le contact avec la nature, qui est son œuvre est également un bon " fil conducteur ". C'est pour cela que nous lui devons le plus grand respect. Pour ce que nous sommes et ce que l'on nous a offert.

Lorsque la pensée est concentrée par une relaxation profonde, elle se transforme en " radar ", capable d'entrer en contact avec l'univers, l'énergie divine. Ainsi, nous pouvons ressentir sur d'autres plans, percevoir d'autres vibrations, obtenir des réponses à nos questions. Cela nous fait évoluer, comprendre pourquoi notre âme est la plus importante, ce que j'appellerais réellement la vie, au-delà de ce que l'on peut voir avec les yeux ; la vie vibratoire, vie-énergie, vie-lumière, vie pure et douce, forte et positive.

Une vie exceptionnelle à vivre !

Mes expériences personnelles et celles d'autres personnes ont révélé des coïncidences " incroyables " et pourtant évidentes. Elles ont donné un sens à mes intuitions d'enfant, ont modifié mon être, révélé mon vrai moi, plus profond. De découvertes en découvertes, j'ai transformé mon être intérieur, je me suis mieux comprise et j'ai mieux compris les autres. Tout devenait plus clair, plus évident. La nature, les êtres vivants, créés, animés par cette lumière, cette énergie divine.

Nous avons tous un corps mortel et une âme immortelle. C'est elle qui différencie les êtres par son niveau de conscience, sa compréhension de la vie.

- J'y crois car je la vis au quotidien.
- Je vis, donc je suis animée par mon âme !
- Je meurs et mon âme vit au-delà de mon égo !

J'ai vécu une expérience très troublante dans ce domaine.

Un soir, un proche m'annonça le décès de son frère. Je l'avais rencontré plusieurs fois, sans avoir d'affinités particulières. J'appréciais surtout sa douceur et sa gentillesse.

Le lendemain, alors que je me promenais, je l'ai vu à côté de mon visage. Son image était très claire, il avait un beau sourire. De son vivant, je ne l'avais jamais vu aussi radieux.

- Je me sens très bien, beaucoup mieux, maintenant, me fit-il comprendre par transmission de pensée. Dans trois jours, je ne pourrai plus communiquer, car je devrai partir loin, sur d'autres plans.

Durant trois jours, il m'est apparu mais à chaque fois un peu plus éloigné. Le premier jour, c'était un portrait, le second j'ai pu le voir presque en entier, assis dans un fauteuil et le troisième, aussi loufoque que cela puisse paraître, assis sur un croissant de lune, me faisant un signe de la main. Après cette dernière apparition, il ne s'est plus manifesté.

Depuis, j'ai rencontré une personne versée également dans la spiritualité, qui m'a raconté une expérience similaire. Celle d'une dame qu'elle fréquentait occasionnellement. Sa fille lui annonça son décès soudain, lui demandant de venir assister aux funérailles car elle n'avait pas de famille. Le jour de l'enterrement, elle a vu son image très claire lui communiquer que tout allait pour le mieux et que, petit-à-petit, elle montait vers l'au-delà.

Sa description concordait en tous points à ce que j'avais moi-même ressenti !

La mort n'est pas une fin mais une renaissance, un passeport pour une destination inconnue mais en tous les cas belle, légère, claire et pure.

La mort est un passage et celui-ci peut parfois se révéler capricieux, nous renvoyer au point de départ.

Vous avez certainement entendu parler de ces fameuses morts cliniques.

Il est intéressant de constater que, lorsqu'on recoupe les témoignages, des similitudes frappantes apparaissent : on est emporté dans un tunnel de lumière, on ne sent plus son corps, on éprouve une légèreté, une douceur, une plénitude particulières. Ce n'est que lorsque l'on réintègre son corps que l'on ressent la matière et une réelle souffrance.

Les concordances sont trop fréquentes pour qu'il s'agisse de simples coïncidences !

Je l'ai d'ailleurs vécu lors de l'accident de Paris que je vous ai relaté. Après le choc, je me suis sentie comme une étoile filant dans un grand tunnel lumineux. J'étais arrivée aux portes de l'éternité mais elles ne se sont pas ouvertes car mon heure n'était pas encore venue. Mon âme a alors réintégré mon corps et c'est là que j'en ai ressenti toutes les douleurs.

De cette expérience, j'ai ramené une grande force venue de l'au-delà. Elle m'a fait évoluer dans ma spiritualité, dépasser mes angoisses, mes peurs pour acquérir une nouvelle et vraie liberté. Chaque jour, elle m'aide à avoir de la volonté. Après la mort de notre enveloppe, de notre corps, ce beau papier-cadeau, il y a cette Vérité, cette vraie lumière qui nous transformera en énergie, visible ou non à l'oeil. Mais cela sous-entend aussi que nous devons accomplir, réussir notre passage terrestre pour faire grandir notre âme et accéder plus facilement à notre nouvelle vie. Et ce que je m'efforce à représenter aujourd'hui, c'est cette force de lumière, de pureté, de légèreté, de fluidité, de positivité.

Et si tout ceci n'était qu'une vision de mon esprit ?

Dans ce cas, ce serait au moins une belle histoire, un beau rêve, si léger qu'il ne peut être qu'agréable à vivre. Quelle belle réalité par rapport à la pauvre condition de vivre quelques décennies et retourner à la poussière. Moi, je suis convaincue que ce n'est pas un rêve ! Et si je me trompe, je ne suis alors pas la seule car tous ceux qui ont fait les mêmes expériences que moi, tous ceux qui sont ouverts à la spiritualité se trompent aussi !

J'aimerais vous poser une question : croyez-vous que tant de diversité, tant de perfection dans notre monde, la merveilleuse complexité de l'être humain, pour ne citer qu'un exemple, soient le seul fait du hasard, d'une évolution anarchique ?

Les scientifiques s'accordent tous pour reconnaître que nous n'utilisons qu'une faible partie des capacités de notre cerveau. Quelle autre magie s'y cache-t-elle et quand la libérera-t-on ?

Ces sixièmes et septièmes sens, comme je les ai appelés, n'en sont peut-être qu'un exemple.

Le jour, la nuit, le soleil, l'oxygène, la nature, tant d'éléments liés pour nous permettre d'exister et de nous émerveiller sur cette terre !

Je pense que la terre, notre berceau, est là pour nous faire grandir, évoluer. Qu'elle est un tremplin pour connaître d'autres univers, d'autres formes d'existence.

On peut se poser des questions par rapport à ce qui vient d'être énoncé et par là évoluer, agir sur son destin, devenir le créateur de son univers, de son mode de pensée et participer à l'Harmonie Universelle.

On peut aussi le rejeter systématiquement en se raccrochant à une réalité étriquée et superficielle.

Tout n'est finalement qu'une question de choix.

Quoi qu'il en soit, nier ou ignorer le récit de nombreuses expériences simplement parce qu'elles sont incompatibles avec notre façon de penser nous bloque en situation négative.

C'est en acceptant d'ouvrir son regard que l'on voit plus loin que le bout de son nez ; non en se mettant des ornières !

Faire battre des cœurs, c'est très bien ; donner du bonheur, c'est merveilleux, mais toucher une personne par la spiritualité, l'âme, c'est atteindre la plus haute marche du podium, celle qui ouvre sur l'infini.

CONCLUSION

Nous sommes des êtres complexes, faits de matière, d'énergie ; animés par un souffle de vie et qui aspirent à l'infini. Le bonheur dépend de l'équilibre fragile entre physique, psychique et spirituel. L'harmonie de ces éléments crée la plénitude et une déficience de l'un d'eux affecte aussi l'ensemble.

La Naturopathie n'est pas une théorie révolutionnaire mais un retour aux sources, une " renaissance " de notre corps que le monde moderne a sevré de la nature.

Parler de santé ou d'environnement revient au même. Dans les deux cas, notre responsabilité est engagée.

Menacée par les excès de la civilisation, la nature est au centre de nos préoccupations. Nous devons apprendre à la respecter, à observer ses règles. Soyons ses élèves car nous ne serons jamais ses maîtres !

L'incidence de notre comportement, de notre hygiène de vie est primordiale. La meilleure façon de vous en convaincre est encore d'essayer. Allez-y, mettez à l'épreuve ce que vous venez de lire et tirez vous-mêmes les conclusions qui s'imposent.

Je vous souhaite de retrouver un corps et un esprit libres, la force intérieure, l'irrésistible joie de vivre.

Que la nature soit avec vous et dans votre esprit !

ANNEXE 1

L'HYGIÈNE DE VIE

Tout au long de ces pages, j'ai insisté sur l'influence que le comportement a sur votre santé, sur votre bien-être. Étant entendu qu'il vaut mieux prévenir que guérir, je vous résume en quelques points les principes d'une bonne hygiène physique et mentale. L'enseignement d'une hygiène de vie naturelle devrait d'ailleurs se donner dès l'enfance.

Apprenez ces règles d'or et pratiquez-les au quotidien ! Elles sont très faciles à réaliser et vous préserveront de bien des maux.

1) Prenez conscience de votre corps, comprenez son fonctionnement, adaptez votre comportement à ses besoins, responsabilisez-vous ! Ne prenez des médicaments que si vous ne pouvez faire autrement.

2) Mangez sain, biologique et le plus possible cru. Veillez à avoir une alimentation digeste, composée de plats simples, uniques, plutôt qu'un mélange de tout. Supprimez les faux aliments et les excitants (café, alcool, tabac...) N'oubliez pas de mâcher et prenez le temps d'apprécier, de savourer vos repas.

3) Surveillez vos éliminations et au besoin stimulez-les par des techniques naturelles (phytothérapie, aromathérapie, hydrothérapie, réflexologie...) N'oubliez pas que pour chaque entrée il faut une sortie équivalente. De nos jours, nous avons plus d'entrées (aliments, poisons, pollutions...) que de sorties (capacité émonctorielle). Ce déséquilibre cause la maladie.

4) Utilisez les techniques naturelles, faites des cures pour entretenir et améliorer votre santé. N'oubliez pas les principes des maillons "bien-être" !

5) Économisez votre énergie nerveuse, évitez les surcharges, la surexcitation psychique, le stress qui vous coûtent de l'énergie et perturbent vos fonctions.

6) Évitez les endroits pollués, reprenez contact avec la nature, marchez pieds nus dans l'herbe, la rivière, la mer, pratiquez souvent des bains d'air, de lumière, de soleil qui apportent l'énergie vitale.

7) Prenez conscience de votre respiration, respirez profondément.

8) Bougez, faites de l'exercice. Pratiquez des mouvements de gymnastique chaque jour, choisissez un sport. Progressez lentement, mais sûrement !

9) Ayez un sommeil suffisamment long, profond et réparateur. Prenez des moments de repos, de récupération, de relaxation. Faites-le chaque jour, ne serait-ce que dix minutes. Cela vous régénère.

10) Ayez des pensées et un comportement positifs. Ouvrez votre esprit à la spiritualité.

La naturopathie est plus un comportement, une hygiène de vie qu'une médecine. Respectez ses principes et vous verrez vous-mêmes ses bienfaits !

La santé est notre bien le plus précieux. Si les erreurs de vie aboutissent à certains problèmes, n'oubliez pas que leur solution se trouve dans la nature et les actes les plus simples.

> ☝ Puisque les causes néfastes sont journalières et enracinent petit à petit nos maux, de même une hygiène de vie journalière enraie, voire fait régresser la maladie et assure surtout la prévention à tous nos maux.

Un est dans tout, tout est dans un

Forgées sur une base alimentaire et soudées par notre mental, la fusion de toutes les techniques naturelles, de tous les maillons indissociables du bien-être qui s'enchaînent pour notre santé.

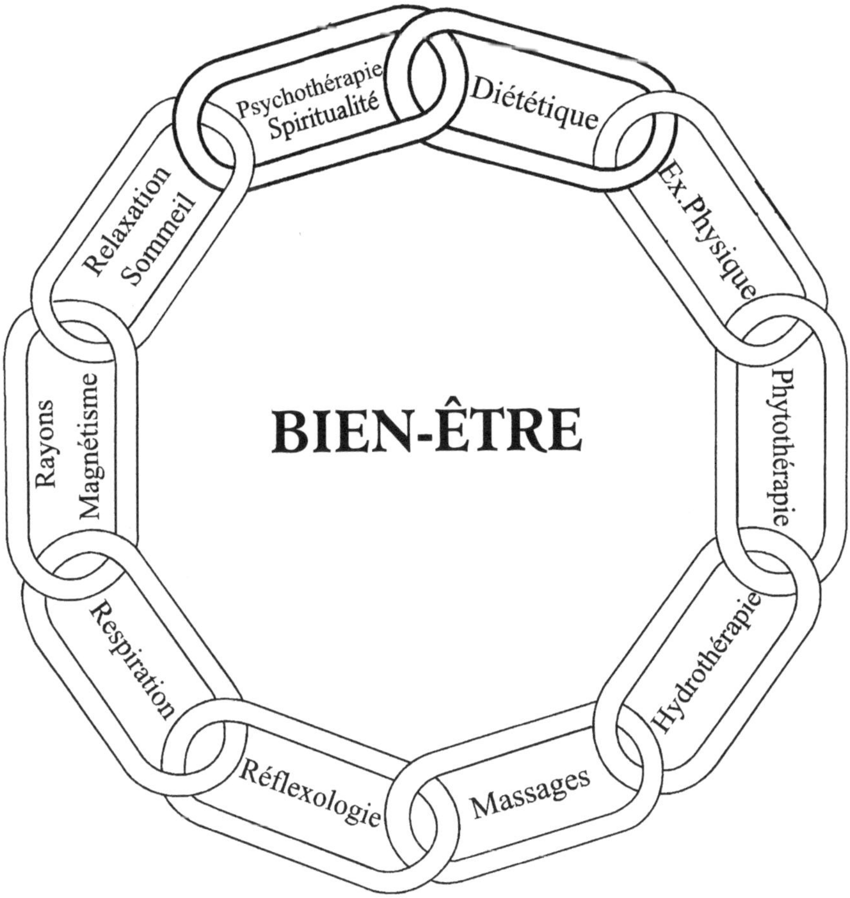

De l'union naît la force. C'est l'association de toutes les techniques qui aboutit à un capital-santé.

ANNEXE 2

LA RELAXATION

Pour la relaxation, je vais vous donner un exemple facile à pratiquer. Vous y trouverez certains principes de base que vous devrez assimiler, tout en laissant libre cours à votre imagination.

Diffusez un peu d'huile essentielle avant la séance. Leur parfum agréable vous enveloppe et purifie l'atmosphère. Mettez une musique douce ou, peut-être, préférez-vous le silence ?

Position :

Étendez-vous confortablement, n'ayez ni chaud, ni froid, ne soyez pas gêné par des vêtements trop serrés, ôtez vos lunettes si vous en portez. Vous devez vous sentir bien.

Écartez légèrement vos jambes, vos paumes sont ouvertes vers le ciel. Fermez les yeux. Si vous êtes dans un lieu où vous ne pouvez adopter cette position, vous pouvez aussi pratiquer la détente assis, votre tête prenant appui sur vos mains.

Commencez par respirer trois fois profondément par le ventre. Inspirez profondément, retenez votre respiration quelques secondes, puis relâchez doucement.

Détendez d'abord votre front, vos tempes, les muscles des joues, les mâchoires. Votre langue est relâchée. Le visage devient lisse, parfaitement lisse.

Détendez la nuque, les épaules, les bras, les coudes, poignets, mains, jusqu'au bout des doigts. Tout est relâché. Acceptez cette détente qui vous envahit.

Le ventre se relâche, le bassin, les fessiers, les cuisses, genoux, mollets, chevilles, les pieds, les orteils. Tout est relâché. Imaginez avoir fait une longue marche et donnez à vos jambes un repos bien mérité. Ressentez pleinement ce bien-être.

Sentez votre dos devenir lourd, la pesanteur dans la colonne vertébrale. Ayez cette sensation dans tout votre corps qui devient agréablement lourd. Tout est fluide, circule avec douceur, tranquillité. Vous êtes calme, détendu, parfaitement calme et détendu.

Inspirez profondément. Une agréable sensation de chaleur vous envahit. Le bien-être vous enveloppe, pénètre en vous. Laissez-vous aller dans cette douce torpeur.

Derrière vos paupières closes, imaginez une couleur claire, flottante, légère, apaisante. Faites-la disparaître et imaginez maintenant un écran noir, sur lequel vous allez projeter un décor, un paysage de votre choix. Entrez à votre tour dans ce paysage que vous aimez. Imprégnez-vous de ses couleurs, de sa lumière, de ses parfums. Puis, lorsque vous en ressentirez le besoin, revenez à l'écran noir et projetez maintenant une prairie. Vous êtes entouré de vert, vous respirez profondément cette couleur. Une odeur d'herbe fraîche vous pénètre, vous vous laissez emporter dans ces nouvelles sensations.

Imaginez une bulle qui flotte paisiblement sur l'eau, transparente, claire, si pure... Cette bulle vous accueille, vous protège de l'extérieur. Rien ne peut vous toucher, vous atteindre. Vous êtes enveloppés de douceur, de calme, de lumière... Une agréable chaleur se répand en vous, vous réconforte. Laissez-vous bercer par le mouvement caressant de l'eau, respirez la pureté de cette atmosphère vivifiante... Au moment où vous le désirerez, vous pourrez sortir de la bulle. Elle s'évapore simplement par votre pensée. Gardez cette image, imprégnez-vous en et lorsque vous en ressentirez l'envie, quand vous aurez le besoin de vous protéger, vous isoler, vous la ferez à nouveau apparaître.

Au fur et à mesure de la séance et lorsque vous en ressentez encore le besoin, vous imaginez à nouveau l'écran noir en y projetant diverses couleurs : le bleu du ciel, de la mer, le jaune du foin, des fleurs, du soleil, le blanc d'un grand parterre de narcisses, de roses blanches.

À chaque changement de décor, n'oubliez pas d'inspirer profondément la couleur dans laquelle vous vous trouvez. Elle envahit tout votre corps, vous êtes en communion avec elle.

Alors que tout votre corps est encore imprégné de blanc, vous commencez à reprendre conscience de votre respiration (inspiration-expiration). Votre corps commence à se réveiller, vous sentez à nouveau vos pieds, mollets, cuisses, vos jambes au complet. Vous les bougez doucement. Le ventre, le dos, le thorax, les bras, les mains, les épaules, la nuque et tout votre visage se réveillent. Remuez doucement tout votre corps. Votre esprit s'éveille.

Ouvrez les yeux et appréciez le moment de détente que vous avez vécu. Ce grand sentiment de tranquillité imprègne maintenant la réalité.

Conseils :

Réalisez le plus souvent possible cette relaxation de votre corps et de votre esprit. Vous pourrez lire plusieurs fois cet exemple pratique, jusqu'à l'enregistrer mentalement, en prenant bien conscience de votre respiration (inspiration-expiration). Laissez-vous emporter par les images apaisantes, vers cet abri intérieur qui vous protège.

À chaque fois qu'un énervement, un stress pourraient vous agresser, visualisez cette relaxation, projetez les dernières images, leur paix profonde et vous retrouverez le calme.

Vous pourrez aussi vous faire aider par un proche qui dirigera la séance en parlant lentement, avec une voix calme et douce, ou encore enregistrez votre voix sur cassette.

Après la séance, n'hésitez pas à faire valoir vos remarques. Seule une bonne harmonie peut amener une détente totale.

> ☝ Se relaxer, c'est rechercher une paix profonde, projeter son énergie vers l'intérieur, se couper de toute agression, déconnecter le mental.

ANNEXE 3

BEAUTÉ, DÉTENTE, BIEN-ÊTRE

Pour le plaisir de votre corps et de votre esprit, prenez soin de vous ! C'est un moment d'amour que l'on s'offre.

Voici mon programme pour une journée de décontraction et de remise en forme :

- ***Tout d'abord, commencez par vous aérer*** ; faites une bonne marche en respirant à pleins poumons et cela, pendant au moins 45 minutes.
  - Faites quelques assouplissements.

- ***Une fois rentré, mettez-vous à l'aise*** et faites la préparation suivante pour votre cuir chevelu :
  - Dans un bol, mélangez *1 c. à soupe d'huile d'olive ou de germe de blé*, ajoutez-y *4 gouttes d'*HE *de lavande, 5 de thym, 5 d'ylang-ylang, 4 d'orange*.
  - Appliquez par petites touches sur le cuir chevelu, faites un massage très doux. Rincez-vous les mains et malaxez les cheveux avec *1 c. à soupe d'huile d'olive et de germe de blé*, mélangées moitié-moitié.
  - Posez 1 bonnet de douche sur votre tête afin que la chaleur facilite la pénétration des principes actifs.

- ***Occupez-vous de vos dents***. Saupoudrez votre brosse à dents de *bicarbonate de soude* et brossez-les pendant 2 minutes. Rincez-vous la bouche à l'eau tiède.

- ***Au tour du visage et du cou***.
  - Passez sur votre peau un coton imbibé de *lait très doux*. Rincez-vous.
  - Vous allez préparer une pâte à base de *poudre d'avoine* mélangée à un peu d'eau tiède.
  - Vous en frottez votre visage et votre cou à l'aide d'un gant mouillé.

- Rincez-vous à nouveau, puis séchez-vous.
  Attention ! Réalisez ce gommage au-dessus d'une cuvette, car l'avoine bouche le lavabo !
- Vous allez ensuite appliquer un masque en réalisant ce mélange : *1 c. à soupe de fromage blanc, 1 c. à café d'huile de germe de blé, 1/2 jaune d'œuf, 2 gouttes d'HE de bois de rose ou de lavande* et, pour les peaux grasses, rajoutez *quelques gouttes de citron.*
- Et maintenant, écoutez-moi : faites-vous un sourire dans le miroir !
  Laisser poser votre masque pendant 15 à 20 minutes.
- Profitez-en pour vous détendre dans votre canapé, jambes surélevées. Pour un meilleur repos, posez sur vos paupières un coton imbibé d'eau de bleuet.
  Ce temps écoulé, enlevez l'excédent à l'eau tiède, séchez-vous.
- Dans une 1/2 bouteille d'eau minérale, mettez *2 c. à soupe de vinaigre de cidre* que vous réserverez pour le dernier rinçage de votre shampoing. Lavez vos cheveux avec un *shampooing doux aux herbes ou aux plantes.*
  Puis en dernier rincage, le mélange eau-vinaigre.
  Épongez-les dans une serviette, peignez-vous délicatement.

• ***Pour votre corps et une fois par mois***, réalisez un gommage avec ce mélange :
  - *3 cuil. à soupe d'huile d'olive* dans laquelle vous ajouterez du sel fin pour en faire une pâte.
    Massez doucement et insistez sur les endroits plus rugueux comme les coudes.
    Rincez bien tout le corps.
    Vous pourrez le faire dans votre douche ou votre baignoire, car le sel se dissout facilement.

• ***Et maintenant, un peu d'hydrothérapie.***
  - Si vous n'avez pas de baignoire, restez dans votre douche et passez-vous de l'eau bien chaude durant 3 minutes, puis froide pendant 1 minute, en commençant par les orteils, pour finir sur le cuir chevelu. Vous pouvez le refaire une seconde fois si vous le désirez.
  - Mieux, si vous avez une baignoire, faites couler l'eau à 38° en y ajoutant le mélange suivant :

dans un bol de lait entier, mettez 5 *gouttes d'HE de lavande, 4 d'eucalyptus, 3 de thym, 3 de citron, 3 d'orange*. Bien émulsionner.
- Plongez dans votre bain et relaxez-vous pendant un quart d'heure.
- Massez-vous avec un gant de toilette. Videz l'eau de votre baignoire tout en y restant.
- Une fois presque vide, douchez-vous rapidement à l'eau froide en commençant par les orteils et jusqu'en haut des cuisses. Lorsque vous en aurez pris l'habitude, vous pourrez le faire jusque sur le cuir chevelu. Cela tonifiera votre corps et sollicitera votre circulation sanguine.
- Sortez de votre baignoire (attention à ne pas glisser !). Séchez-vous et enfilez un peignoir préalablement réchauffé.
- Relaxez-vous quelques instants en vous asseyant.
- Frictionnez-vous au gant de crin et appliquez sur tout votre corps une *huile d'amande douce, de noyau d'abricot ou de sésame*, en léger massage.
- Passez-vous *un glaçon* sur le visage et séchez en tapotant délicatement avec un linge bien sec.
- Appliquez de *l'huile d'onagre*.

• ***Détendez-vous !***
- Restez dans votre peignoir sec ou habillez-vous confortablement.
- Mettez une musique douce ou préférez le silence.
- Diffusez des huiles essentielles (*pin, lavande ou eucalyptus*...).
- Vous pouvez aussi vous préparer une tisane.
- Détendez-vous dans votre fauteuil et profitez-en pour vous faire les ongles des mains et des pieds, puis massez-les.
- Si vous préférez le lit, faites une séance de relaxation et laissez-vous aller au gré de vos songes.

N'oubliez pas que, de temps à autre, le temps est aussi votre serviteur !

Laissez à votre corps et à votre esprit ces moments de liberté. Appréciez ce bien-être, profitez de cette récupération. Et ne culpabilisez pas, car une fois reposé, vous serez en meilleure forme, vous aurez plus de punch et une meilleure écoute envers autrui.

Et vous aussi, Messieurs, vous pouvez vous y mettre ! Mais avant de commencer les soins, vous aurez en plus à vous occuper de votre barbe.

> ☝ Pensez aux bons éléments nutritifs et constructeurs de l'alimentation saine, afin qu'ils puissent renouveler et entretenir les cellules de votre peau ainsi que de tout votre organisme !

ANNEXE 4

HOMÉOPATHIE ET ACUPUNCTURE

Si j'ai choisi d'aborder l'homéopathie et l'acupuncture, c'est qu'elles sont fréquemment utilisées et qu'elles ont l'avantage de ne pas avoir d'effets secondaires. Cela dit, il existe plus d'une centaine de médecines alternatives et vous comprendrez qu'il m'est impossible de les évoquer toutes.

Voyons d'abord leur définition.

• "***Homéopathie***" vient du grec *homoios* "semblable" et *pathos* "maladie".

Cette thérapie consiste à traiter la maladie par des agents qui causent des affections semblables à celles qu'on veut combattre. *Similia similibus curentur* : "les semblables sont guéris par les semblables". "Toute substance produisant un ensemble de symptômes chez un individu sain peut guérir ce même ensemble chez un individu malade".

Hahnemann, fondateur de cette médecine, avait constaté que de nombreux traitements utilisés pour guérir les maladies provoquaient les symptômes des maladies elles-mêmes. En réduisant le dosage des substances utilisées, il parvint à une diminution des symptômes de la maladie et une amélioration de l'état de ses patients.

Les remèdes sont dilués successivement (CH). Selon Hahnemann, plus la substance est diluée et soumise à des succussions (secousses), plus grand est l'effet thérapeutique alors que, simultanément, s'estompe l'effet toxique.

• "***Acupuncture***" vient du latin acus "aiguille" et punctura "piqûre".

Cette technique d'origine chinoise utilisée depuis plus de 4 000 ans se base sur la théorie de la circulation de l'énergie vitale. 12 canaux principaux et 2 secondaires, appelés méridiens, distribuent cette énergie dans l'organisme. Ils dessinent des lignes entourant le corps, de la tête aux extrémités des membres.

Le praticien évalue en premier l'état de santé de son patient, la qualité de circulation de son énergie vitale, notamment par l'examen de son pouls et de sa langue. Lorsque cette énergie est déréglée ou bloquée, la maladie apparaît, accompagnée de symptômes au niveau des organes. En piquant des aiguilles très fines à des points cutanés précis, il rétablit le flux d'énergie et corrige les déséquilibres.

BIBLIOGRAPHIE

D. Merien,	L'hygiène vitale pour votre santé	Nature et vie.
Dr Deepak Chopra,	Le corps quantique	InterÉditions.
C. Vasey,	Le message du Dr Paul Carton, l'Hippocrate du XXe siècle	Trois Fontaines.
Dr L. de Brouwer,	Le dossier noir des médicaments de synthèse	L.D.B. (éd./ l'auteur)
A. Carrel,	L'homme cet inconnu	Poche.
T. Colborn, D. Dumanoski, J-P. Myers,	L'homme en voie de disparition	Terre vivante.
B. & L. Bardo,	L'œil, messager des trois corps	Jouvence.
L. & S. Kenton,	L'énergie du cru	Jouvence.
D. Merien,	Compatibilité alimentaire	Nature et vie.
Dr H-M. Shelton,	Le jeûne	Courrier du livre.
M. Mésségué,	C'est la nature qui a raison	R. Laffont.
Dr J.Valnet,	La phytothérapie	Livre de poche.
M.-A. Mulot,	Secrets d'une herboriste	Dauphin.
Dr J. Valnet,	L' aromathérapie	Livre de poche.
F. Guillain,	Les bains dérivatifs	Jouvence.
A. Rousseaux,	Le sauna	(éd./l'auteur).
C. Vasey,	Compresses et cataplasmes	Jouvence.
L. Lidell,	Le massage	R. Laffont.
J. Savatofski,	Le massage douceur	Dangles.
M.-F. David,	Les réflexothérapies	Retz poche.
J-L. Abrassart,	Les techniques du toucher do-in	Ellébore.
J. Roulier,	L' ostéopathie	Dangles.
A. Gillanders,	Manuel pratique et progressif de réflexologie	Courrier du livre.
Centre Sivananda,	Le yoga	R. Laffont.
M. Nicole,	Initiation au magnétisme curatif	Dangles.

Dr C. Agrapart,	Guide thérapeutique des couleurs	Dangles.
Dr A. Passebecq,	Psychothérapie par les méthodes naturelles	Dangles.
Dr J. Amoyel,	Acupuncture : le défi par l'aiguille	Dangles.
G. Vithoulkas,	La science de l'homéopathie	Du Rocher.
J-M. Tung,	L'effet Kirlian en acupuncture	G. Trédaniel.
A. Despeisse-Lainé,	Les gestes réflexes de votre vitalité	Dauphin.
Dr J.-P. Willem,	Les huiles essentielles, médecine d'avenir	Dauphin.
Sylvie Bertin,	Forme, Santé, Beauté	Aubanel
A-C Quemoun,	Homéo Fémina	Leduc.s
A-C Quemoun,	Attention médicaments	Delville
A-C Quemoun,	Homéopathie et parkinson	Pietteur
A-C Quemoun,	Homéopathie, homéofamille	Leduc.s
A-C Quemoun,	100 réflexes homéopathie	Leduc.s
A-C Quemoun,	Homéopathie	Leduc.s
A-C Quemoun,	Mincir avec l'homéopathie	Leduc.s
A-C Quemoun,	arrêtez de fumer...	Leduc.s

ADRESSES UTILES

- **FÉNAHMAN**
  5173 Route de St Pée, 64210 Arbonne Tél : 01 42 39 08 01
  e-mail : fenahman @free.fr
  site internet : http://fenahman.org
  La Fédération nationale des Associations d'Hygiène et de Médecine alternatives naturelles dispose d'une liste d'adresses de naturopathes.

- **ASSOCIATION AVEE**
  (Stage naturopathie, massage, radiesthésie)
  Le Bourg - 14570 ST LAMBERET (CLÉCY)
  Tél. : 02. 31. 79. 62. 70.

- **Jean-Pierre BAGOT (*Naturopathe - iridologue*)**
  45 Bis Rue Pasteur - 54700 PONT-À-MOUSSON
  Tél. : 03. 83. 83. 25. 90.

- **Sylvie BERTIN (*Naturopathe - iridologue*)**
  Tél. : 06. 83. 68. 29. 17.

- **FÉDÉRATION EUROPÉENNE DES SYNDICATS ET ASSOCIATIONS D'OSTÉOPATHIE**
  22 Avenue Pasteur - 78340 LES CLAYES-SOUS-BOIS

- **SYNDICAT NATIONAL DES MEDECINS OSTÉOPATHE**
  Tel : 01-46-22-35-54

- **SYNDICAT NATIONAL DES MÉDECINS HOMÉOPATHES**
  60, Bld de Latour-Maubourg - 75007 PARIS

- **SYNDICAT DES MÉDECINS ACUPUNCTEURS DE FRANCE**
  60, Bld de Latour-Maubourg - 75007 PARIS

- **Laboratoire d'Aromathérapie Cosbionat –**
  huiles essentielles du Dr Valnet
  Tél : 02. 54. 23. 14. 14 e-mail : cosbionat@wanadoo.fr

- **Vis ta natura –** produits de dépuration alcalins
  18, rue de Célesta 67100 Strasbourg
  Tél/Fax : 0388. 45 15 20
  e-mail : jost@club-internet.fr
  site : www.p-jentschura.com

- **Institut Alain Rousseaux**
  39 rue du Chateaudun
  75009 Paris
  www.institut-rousseaux.com
  tel : 0145268333

- **institut d'homeopathie scientifique**
  professeue albert claude quemoun
  18 Avenue Victor Hugo
  75016 PARIS
  tel : 0145016201
  www.acquemoun@neuf.fr

- **Magnétothérapie Auris**
  bp 823 26 rue Barouin
  49952 Saint-Etienne CEDEX 9
  Tél : 0477923090
  www.auris-magnetic.com

- **Laboratoire La Mandorle**
  (boisson instantanée naturelle et légère à base d'amandes douce et de noissettes)
  54 rue de Garches
  92210 Saint-Cloud
  Tél : 0146027969
  www.lamandorle.com

Dépôt légal : mai 2007
IMPRIMÉ EN FRANCE

Achevé d'imprimer le 22 mai 2007
sur les presses de l'imprimerie « La Source d'Or »
63200 Marsat
Imprimeur n° 13715